健康食品・サプリ
そのネーミングに
だまされてますよ

若村育子

ワニブックス
|PLUS|新書

はじめに

食品を選ぶとき、私たちは、まず何を見るでしょうか。

最初に目が行くのは、何といってもネーミング（商品名）だと思うのです。

ところが、肝心のネーミングから受ける印象と実際の中身が違ったとしたら……。

例えば、**『野菜一日これ一本』**というジュース、そのネーミングから「1日分の野菜成分が摂れる」と思いきや、そうではないですし、**『えがおの黒酢』**なるサプリメントは、「これを飲めば黒酢成分がたっぷり摂れる」、と思う人も多いでしょうが、黒酢成分はほとんど期待できません。また**『ブルーベリー300倍パワー』**なるサプリはその実、ブルーベリー主体の製品ではない、などなど。

何が言いたいか。ネーミングには「看板に偽りあり」が多いということです。

その気でまわりを見回すと、とくに健康食品ではこうした品が氾濫していることにお気づきでしょう。

消費者庁も、不当表示（優良誤認）に対する取り締まりは、このところ強化していますが、ネーミングはどうやら〝穴〟になっているようなのです。

２０１５年4月に、安倍首相の規制改革の一環である機能性表示食品制度が発足しました。これは、以前からあった、国が審査して許可する特定保健用食品（通称トクホ）とは違い、事業者責任で「体にいい機能性」が表示できるという制度ですが、となると、「看板に偽りあり」品もより増えたような気がしています。

私はこの10年ほど、〝おかしなネーミング〟を巡ってのあれこれを調べてきました。その結果、明らかになった実態と問題点などをまとめたのが本書ですが、読者の方には、それらがよりイメージしやすいよう実際の商品名を挙げ、私の意見を率直に書きました。問い合わせをした販売元や製造元の言い分も記しました。

内容的には、ネーミングに的を絞りましたが、キャッチコピーなど他の表示や広告にも触れています。ものによって、効果の程は？　必要性は？などにも言及しました。

〝おかしなネーミング〟対策の基本は、やはり法規制と監視体制の強化なのでしょうが、望むらくは企業と消費者が互いに〝だます・だまされる〟といった関係でなく、提供する側には中身も表示もウソ偽りのない商品を、私たちは私たちで、それに応えられる情報の〝取捨選択力〟を身につけていただきたい。

情報の〝取捨選択力〟とは、具体的にいえば、ネーミングやキャッチコピー、ラベルの絵柄などを鵜呑みにしたり、パッと見た最初の印象だけで決めてしまわず、他の表示や原材料欄も確認し、納得の上で選ぶということです。また、とくに健康食品の場合、本当に必要かどうかの検討も忘れてはならない。

そういったクセがついてくると、だんだんに「これはおかしい！」といったカンが働くようになると思うのです。そして、こうした〝取捨選択力〟のある消費者が増えることが即ち、企業姿勢を変えることにもつながるのではないでしょうか。

そんなことも思いつつ書き進めました。諸般の事情から過激なタイトルを付けざるを得ませんでしたが、意のあるところを汲んでいただければ幸いです。

なお本書を上梓するに当たっては、多くの方々にお世話になりました。

とくに佐藤寿彦氏は、本書を世に出すべく決断してくださり、お名前は記しませんが、下書き原稿を読んで私の勘違いなどをチェックしてくれた友人、また編集者として私をリードし、随所で的確なアドバイスをしてくれた大学の後輩、その他、私の問いかけに率直な意見を寄せ、励ましてくれた友人・知人たちには、この場を借りて厚くお礼を申し上げます。

２０１９年５月　　若村育子

【お断り】　なお、本書では、商品名を「ネーミング」として書きました。ネーミングとは本来、商品などに名前を付ける行為を指す言葉ですが、最近は商品名という意味でも使っているからです。

また本書で取り上げた商品は、たまたま私が目についたものであり、あくまでも一つの例です。

なお本書で掲載した商品に関するデータ及び価格は２０１８年10月～２０１９年３月のものです。

目次

序章　私がネーミングにこだわる理由

〝お米ほぼゼロ〟の『新潟こしひかりチーズケーキ』

——「看板に偽りあり」を実感

本書では、私が気になった〝おかしなネーミング〟について取り上げますが、何をもって「おかしい！」とするか、「看板に偽りあり」とするか、そこが問題です。

ネーミングは売り上げの決め手とあって、作り手が何とか目立たせたいと思うのは当然ですが、ネーミングと実際の中身が違う、こんな場合はどうでしょう。

「新潟こしひかり」といえばお米の超有名ブランドです。そのブランド名を冠したケーキなのにお米がほんのちょっぴり、いえ、ほぼゼロだったとしたら……。

思えば数年前の夏のことです。

友人と2人で新潟県は長岡市の花火大会を見物に行ったその帰り、駅の売店で、**『新潟こしひかりチーズケーキ』**（新潟県観光物産）なる品が目に留まったのです。

「えっ、お米のケーキ？」

当時〝ご飯入りパン〟に凝っていたこともあり、興味を惹かれてすぐさま購入しました。ところが、商品のうら面の原材料欄を見てびっくり……。

何にびっくりしたかというと、お米の量に、です。

「こしひかりのケーキ」のはずなのに、肝心のお米は、原材料欄の小麦粉、マーガリン、砂糖、鶏卵などがずらっと並んでいる後のほう。それも食塩の次にやっと出てきたからです。「うるち米（こしひかり）」として。

原材料欄には、使っている原材料を重量の多い順に書くのが決まりですから、この場合、お米は、隠し味としてほんのひとつまみくらいしか入れない食塩よりも少しということ。つまり、ほとんど入っていないに等しかったのです。

肝心の味は、友人とおっかなびっくり食べてみるも、お米のモチモチ感は全くなし。

それでいてパッケージには、黄色地にたわわに実って頭を垂れている稲穂と何種類かのチーズの塊がデーンと置かれた2枚の写真。その目立つことときたら……。さらに赤色の中に白抜きの文字で「新潟こしひかり使用」とも書いてあり、これもインパクト大。

まさに「看板に偽りあり」を実感したものです。

どうにも気になって帰宅後にインターネットで検索してみると、写真入りでこの**『新潟こしひかりチーズケーキ』**を取り上げているブログが10件近く出てきました。

・「フッーにうまいけど、お米の味がしない。コシヒカリの意味がわかんねぇー」

・「包みには黄金に輝く稲穂と各種のチーズ。中をあけるとホイルに包まれたしっとりケーキで甘くておいしい！　しかしお米の味は全くしませんでしたよー」などなど。

どれも、**『新潟こしひかり』**なるネーミングに疑問を感じての書き込みといえます。

ただ私が残念に思ったのは、「会社に問い合わせてみた」とか「原材料欄を見たらこうだった」とまで言及しているのが、1件たりと見当たらなかったことです。

私は講演などでも、「疑問に思ったらそれを解決すべく行動を」と言ってきました。その手前もあって見過ごすわけにいかず、そう、自ら販売会社に連絡してみたのです。

これでスイッチが入った
――私でも世の中に役立てばと

会社とのやりとりの詳細は省きますが、私が一番知りたかったお米の量は、何と商品全体の重さの0・07%。「それで、『**新潟こしひかり**』を名乗るのはおかしいと思いますけど」。

私の指摘に販売会社から連絡がいった製造元は大慌てしたらしく、消費者庁にも相談したとかで、結果、ネーミングを『**新潟こしひかり入りチーズケーキ**』と変え、米の量は0・07%から3%に増量。送られてきた変更後のパッケージを見ると、当然ながら原材料の記載順も変わり、今度は鶏卵のすぐ後が「米粉」となっていました。

「3%では足りない」と言ってみましたが、機械の都合でそれ以上は無理だったとか。

また、おもて面の「新潟こしひかり使用」と書かれていたところには「新潟産こしひかりの米粉使用」として「新潟産こしひかりの米を粉末にした米粉（含有量 全重量の3%使用）入りで～」との説明が。

「新潟こしひかり」は、食品表示基準（食品表示法の具体的ルールを定めたもの）の中で「特色のある原材料」として決められているものの一つなので、使用割合を書くのが決まりなのに、以前は書かれていなかったからです。なお「特色のある原材料」には特定の原産地のものや有機農産物などが含まれ、それらを使用した場合は、それが100

%だと誤認を招く恐れがあるため、使用割合を書かなければなりません。

店頭でひときわ目立った派手な図柄もトーンダウン。売り上げは2割方減ったそうですが、それでも「気づかずにいた。おかげで改善できました」と大いに感謝されたものです。

実は、後でわかったのですが、本件は「不当表示（優良誤認）」ということで景品表示法違反に問われる可能性が大きかったのでした。

景品表示法というのは、簡単にいうと、「誤解を与えるような表示をしている商品・サービスから一般消費者を守るための法律」。また優良誤認というのは、「実際のものより優れていると見せかけている」という意味で、景品表示法で禁止されている行為です。

調べてみると、「『あきたこまち米使用純米クッキー』及び『コシヒカリ純米クッキー』と称しながら米粉が極めて少量だった」という件で2010年、景品表示法違反で摘発された例がありました。その場合は会社が商品を自主回収し、販売も停止したとか。

こうしたことから、もしあのとき、私が直接、消費者庁に申し出ていたらこれの二の舞になったかもしれず、そうなったらさぞ寝覚めが悪かったことでしょう。

この場合、会社は、私の指摘を真摯に受け止め、改善策を講じてくれた。それでよかったと思っています。といいつつも一方で、本件が公になれば、「『こしひかり』を名乗るには原料米が何％以上、『入り』と書く場合は……」といった業界の規約作成につながったかも、という思いもないではありません。

ともあれ私自身は、この商品との出合いで突如スイッチが入ってしまったのはたしか。じっとしていられず前から気になっていた品々を調べだすと、今度は企業の対応に納得できず。というか、企業やお役所に私たち消費者の声が届いていないことを痛感し、これではならじ……となった次第。私でも世の中に役立つことをしないと、と。

消費者をだますものはいけない
――ネーミングは基本的に企業の自由だが

そもそもネーミングは会社が自由に付けていいものであり、また中身を直接表すものでなくても一向に構わないわけですが、消費者をだますものはいけない。「だます」とまではいかなくても、消費者が違和感を持つようなものは「おかしい！」と言いたい。

ただ、私ひとりではなく、多くの人がどう思うかが大事です。どれをもって常識とするか。そう思って、家族や友人たちの意見を聞くとともに、何か会合があると、気になるネーミングの品々を持参しては皆の反応をうかがってきました。

ひと頃、野菜汁がたった20％のミックスジュースなのに野菜ジュースを装った品が多く出回っていたときは、『緑の野菜』『緑のからだ想い』『充実野菜ゴーヤミックス』などですが、それらのパッケージを見せては「何のジュースだと思います？」。

そう問いかけてから種明かしをすると、「えっ、うそー！」「だまされていた！」「うそつき食品だー」などなど。中には、「それって詐欺じゃない」と言いだす人もいる始末。「だまされていた自分が情けない」と後でメールをくれた人もいたほどです。

こうしたことが度重なると、私も自信がついてきます。と、当然ながら会社の言い分も聞いてみたくなり、いえ、聞かないといけないと思って電話し、「ネーミングから受ける印象と中身が違うようですが」と言うと「受け取り方は人さまざまなので……」。

たしかにそうですが、前記の『**新潟こしひかりチーズケーキ**』のような場面を経ると私も引き下がれません。

多くの消費者の意見を代弁している思いで食い下がると、最後には決まって「あくまでもネーミングなので」とか「単なるネーミングですから」。中には「法規制の枠外なので」と言う人もいて、〝ネーミング問題〟の難しさを痛感させられたことでした。

ネーミングは野放し状態
――消費者庁は「全体を総合的に判断して」と言うが

〝おかしなネーミング〟が話題のとき、必ず出るのが「法的にはどうなの？」との質問。私もそこが知りたくて、慣れない法律条文を読み、消費者庁をはじめ他の役所にも問い合わせてみて、はじめてわかりました。

肝心の法規制は、あるにはある。が、機能していなかった……。

いうならネーミング、野放し状態だったのです。どういうことかというと――。

食品の表示に関する法律には食品表示法があり、それに基づく具体的なルールは食品表示基準で定められています。その食品表示基準第9条（表示禁止事項）の中で、「実際のものより著しく優良又は有利であると誤認させる用語」及び「その他内容物を誤認させるような文字、絵、写真その他の表示」は禁止としています。

これには当然、ネーミングも該当するはずですし、また景品表示法でも、「著しく優良であると示す不当表示（優良誤認）」は禁止され、健康増進法でも「健康の保持増進効果等についての虚偽誇大表示は禁止」とされています。

問題は、ネーミングに対してこうした法規制がどう機能しているか、ですが、そこを消費者庁は、「ネーミングの規制・監視はもっぱら景品表示法で。ただ、他の表示や広告全体から総合的に判断して」とのこと。しかも、「明らかに誤認を与えるネーミングであってもそれを補うような表示広告があれば……」との見解のようなのです。

私には、そこがどうにも歯がゆい。〝おかしなネーミング〟が目立つと他の表示ではカバーしきれないし、ネーミングがおかしいと商品にも問題のあるケースが多いのに。

思うにネーミング、原材料名や賞味期限が書かれている〈一括表示〉などとは違って、法律で決められた義務表示ではありません。ゆえに、企業の自由裁量をどこまで認めるか、どこまで法律で規制していいか、難しい面があるのでしょう。

また消費者庁は、「多くの消費者がどう思うか、何を期待するかで判断する」とも言っていますが、こうした感覚的な面を検証するとなるとこれまた難しいのかも。かくて、ネーミングに特化した取り締まりはなされていないのが現状といえます。また、特段の指導とか注意というのもなされていないようなのです。

そうした事情をいいことにおかしなネーミングがはびこる……。


ネーミングのことでお役人とやりとりすると、いつも感じたのが消費者との温度差です。消費者一般、少なくとも私はネーミングも表示の一つであり、かつすこぶる大事なものと思っているのに対し、お役人は単なる符丁くらいにしか思っていないフシがある。あるとき農林水産省の人にネーミングの問題点を指摘すると、意外そうな顔で「原材料欄が正確に書かれていれば構わないのでは。そこを見ればわかることですから」。

そのときは思わず大声を出してしまいましたよ。「うら面に小さく書いてある原材料名など見ない人が多いし、ネーミングが中身と違っても信じてしまう人が大半。消費者教育では追いつかない。だからこそ法規制や監視を厳しく！と言いたいのです」と。

お役人自身がネーミングを軽視している。それも法規制が機能せず、〝おかしなネーミング〟がはびこる一因になっていると思われてなりません。

ネーミングはその商品の顔であり看板なので
――監視を厳しく！　消費者もチェック役を！

お役人にすれば、私がなぜネーミングにこだわるか不思議に思ったことでしょう。「ネーミングに特化してというのはいかがなものか」と言われたこともあります。

私がネーミングにこだわる理由は、すこぶる簡単。ネーミングは品選びの最初の拠り所であるとともに、その商品の顔であり、看板だからです。

消費者は無意識に品選びをしていても真っ先に目が行くのがそれであり、企業もまた、「女心（消費者心）を掴むにはまずネーミング」とばかり、必死で知恵を絞っている場面も見てきました。そう、ネーミングが勝負ということは、企業は百も承知です。だからこそ法のすき間を縫ってアピールしそうなネーミングを考える。行きすぎにもなりがち。ネーミングにはとくに歯止めが必要だし、監視も厳しく！と願う所以です。

ここで思い出すのは、1960年、私がまだ学生だった頃の「ニセ牛缶事件」です。ある主婦が「牛肉大和煮の缶詰に蠅が入っていた」として保健所に持ち込んだのが発端で、調べてみると、牛の絵のラベルまで貼ってあったにもかかわらず、中身は鯨肉や馬肉だったというもの（どちらも当時は牛肉より安価だった）。これを主婦連（主婦連合会の略）が問題視したことが、「優良誤認表示」などを取り締まる景品表示法成立（1962年）のきっかけになったのでした。

やはり主婦連が関わった「うそつきジュース追放運動」（1968〜1969年）もありました。

これを契機にジュースの定義が決められ、果汁含有率の表示も義務づけられたのです。また当時、**『キリンレモン』**や**『ファンタオレンジ』**などは、果実名を名乗りながらレモンもオレンジ果汁も入っていませんでした。しかし今は、無果汁の清涼飲料水には必ず、「無果汁」と書かれています。これは、景品表示法に基づく告示（1973年）で「無果汁」表示が義務づけられたためで、ネーミングが規制の対象になった証といえましょう。

あれから半世紀近くが経ち、世の中も大きく変わりました。

消費者問題は変遷し、法規制も徐々に整備され、とくに食品表示に関しては2015年4月、食品表示法が施行されました。それまで三法（食品衛生法、JAS法、健康増進法）でバラバラに定められていた表示規定を一元化したのです。

ところが、ことネーミングに関しては、残念ながらほとんど進展なし。

そのせいもあってか、健康食品ではとくに巧妙化し、〝おかしなネーミング〟が氾濫している状況です。で、思うのです。「法律というのはどう運用するかにかかっているので、お役人にその気になってほしい」と。私たち消費者も、チェック役を果たさないといけませんが。

【付〈私のこと少し〉】企業と消費者のパイプ役をしてきた
――〝生活者の視点〟にこだわって

ここで、私の来し方についてちょっと。

私が大学を出たのは1962年（昭和37年）。もう半世紀以上も前のことです。

当時、日本では消費者という言葉すらまだ一般的ではありませんでしたが、アメリカにはすでに「ヒーブ」という職種がありました。ヒーブとは、アルファベットで「HEIB」と書きます。Home Economists In Businessの略で、大学の家政学部を卒業して企業に属しながら、消費者の声を積極的に取り入れて企業活動に反映させる役を果たす人のこと。ただ日本では、出身学部を問わず企業の消費者関連部門で働く女性の呼称として片仮名で「ヒーブ」と呼んでいます。そのヒーブですが、アメリカ社会ではその頃でもすでに、健全な企業活動のためには消費者の声が不可欠との認識が定着していたのでしょう。そのことを聞きかじっていた私は、日本における先駆けとして、ある食品会社が立ち上げた消費者関連部門に就職。「ヒーブ」になりたいと思ったからです。

さて、ヒーブを目指して就職した私は、その会社の消費者関連部門で消費者対応らしきことをしていましたが、残念ながらその部署は1年で解散。消費者保護基本法（1968年制定）ができる5年も前だったことを思うと、あまりに時期尚早だったのでしょう。

とはいえ世は高度経済成長期です。企業活動は実に旺盛な時代で、家電製品や加工食品は次々と新しいものが登場していました。が、商品も情報も一方的で、買い手であり使い手である消費者の意向などお構いなしでしたから、「これではいけない！」。

思えば若気の至りでしたね。一種の使命感に駆られるような思いで会社を辞め、「まずは勉強を」との思いで開講して間もない消費生活コンサルタント講座を受け、以来、この分野（消費生活関連）でうろうろ……というわけです。

公的な資格としては、この消費生活コンサルタントと、1980年にできた消費生活アドバイザーを持っています。が、私の場合は出発が早かったこともあって、まさに何でも屋。アドバイザーの仕事とされることのほとんどはやってきた感じです。

お手本がないだけに試行錯誤の連続でしたが、常に〝生活者の視点〟にこだわったところに私の存在価値があったようで、企業の仕事では商品開発への提案や消費者向け冊子やパンフレット作りなどに携わってきました。消費者の目線からということで、広告表示をチェックする仕事は随分と頼まれましたが、意見を言うだけでなく、実際にカタログや取扱説明書、パッケージの表示改訂を手がけた経験もあります。「そんなに言うならやってみてよ」ということだったのでしょう。社員の方とは衝突しても、同じ土俵上で互いに生活者として話し合ううちにもつれた糸がスーッとほどけたり、後になって、「実は、うちの家内も若村サンと同じ意見だった」と笑わせてくれた人も。

特定の会社に所属せずフリーだったので、いうなら「社外ヒーブ」のような立場でしたが、食品会社との付き合いでは、ネーミング誕生の場面に立ち会ったこともあります。

複数の候補の中から絞り込んでいき、商標登録や他社の商品、また法規制のことにも目配りしつつ、最終的にはインパクトの強いものに決まっていく感じでした。

企業の仕事もマスコミの仕事も、できるだけグループで取り組むようにしていたのも、相手が知りたいのは若村個人の意見ではなく多くの消費者の意見だから、と思ってのこと。皆で揉むと、消費者としての共通項は必ず見つかったものです。

グループでの仕事といえば、こんなこともありました。

周辺の人への聞き取りや家庭での使用・試食テストをし、それをまとめた記事を雑誌に連載していたときです（『商品つき合い学』と題して）。テーマが何であれメーカーの言い分も常に載せるようにしていたので取材に行くと、「消費者の方はどう言っていますか?」と身を乗り出してくる社員も多く、「いくら出したらその結果を提供してくれますか?」と聞かれたことも。

メーカーも、消費者の生の意見を欲しがっていると感じた一幕でした。


こうした仕事をしながらも基本的には主婦であり母親でしたから、常に「夕食はどうしよう」「明日のお弁当、何にしよう」が頭のなかを占めていました。で、いきおい便利そうな加工食品に目が行く。買って食べる。表示も読む。と、書いてあることに違和感を覚えて「こうすればいいのに」と思ったり。そんな経験が仕事にも役立っていたようです。

仕事と家庭の相乗作用を図ったというとカッコいいのですが、子どもの小学生時代はとくに忙しくて頭が回り切らず、学校で水泳があるという息子に海パンと間違えて娘の体操着（ブルマー）を持たせて泣かれたこともありましたっけ。

そして時が経ち、私も歳を重ねてこの数年、一線からは身を退き、ときどき頼まれる講演や原稿執筆をするくらいの平穏な日々を送っていたのですが、押し寄せる広告洪水の中でやたら目につくのが〝おかしなネーミング〟であり、大げさ広告でした。それでも隠居気分でいたところに、冒頭に書いた『**新潟こしひかりチーズケーキ**』との出合い。この件では消費者としてのあるべき姿勢を問われた気がしたものです。

本書をまとめるに当たっては、あちこちに随分連絡を取りました。対応してくれた人は「ヘンなおばさんがヘンなこと言ってきて～」と愚痴っていたかもしれません。でも、ネーミングがヘンである以上、私もヘンなおばさんを続けないと、と、わが身に鞭打っているところです。

第1章 野菜ジュースは「看板に偽りあり」だらけ

忙しくて食事時間が十分にとれないとか、いつもコンビニ弁当ですましているといった人たちに人気なのが、野菜ジュースです。

買い置きして毎朝必ず、という人もいれば、昼食のときに、という人、また仕事帰りらしい人が夜も8時すぎ、スーパーで何割引きかになったお寿司とともに野菜ジュースを買っているといった光景も珍しくありません。

どの人も、「野菜不足をカバーしよう」と思ってのことでしょうが、もしあなたが、野菜ジュースは野菜の代わりになると思っていたとしたら……。

ともあれ、ネーミングから受ける印象と実際の中身がズレている商品が大変に多いのが現状なのです。

本章では、それらの中から**『野菜一日これ一本』**と**『充実野菜』**を取り上げ、私がなぜ「看板に偽りあり」と言うのか、その辺りをわかっていただけたら、と思います。

気になる商品1

『野菜一日これ一本』

——飲めば1日分の野菜が摂れそうだが

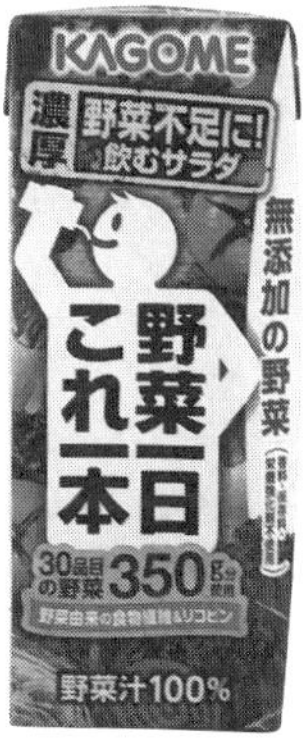

加工によって失われる成分が多い

まず、「野菜汁100％」と書かれた**『野菜一日これ一本』**（カゴメ）という200㎖紙パック入りジュースについてですが、ライバル品の**『1日分の野菜』**（伊藤園）も基本的な問題点は同じなので、これも含めて書きますね。

さてこれらのジュース、ネーミングでことさら1日分を強調し、いかにもこれ1本で1日分の野菜の栄養が摂れるかのよう。実際、私の周辺でもそのように思っている人が多く、ひとり暮らしのある独身男性、「これを飲んでいればとりあえず野菜は大丈夫かと」。そして、「『1日』とか『1本』につい目が行って、何となく買っちゃいますね」。

なるほど、品選びはパッと見の印象が先行します。おそらく、そこを狙ってのネーミングなのでしょう。しかも、具体的でわかりやすい。普段、野菜不足を意識している人ならなおのこと、「野菜の代わりになる」と思ってしまうのも無理はありません。

でも、野菜は、ジュースにすると元の野菜成分そのままとはいかないのです。搾ったり加熱殺菌したりする加工工程で、食物繊維やミネラル分の大半は野菜カスと一緒に搾り取られるし、熱に弱く酸化されやすいビタミンCはほとんど失われてしまいます。

ということは、たとえ原料に1パック当たり野菜350g（厚生労働省が「健康日本21」で提唱している「成人1日当たりの野菜摂取目標値」）を使っていたとしても、それに相当する栄養分は残っていない。つまり、野菜の代わりにはならないのです。

私がこう話すと、くだんの男性、「そういえばそうですよね」と言いつつも、「まんまとだまされていました。してやられたっていうか……」。

野菜ジュースファンには彼のような人も多いと思うので、次に、こうした野菜系飲料でどれくらいの栄養成分が摂れるのか、テスト機関が検証した結果を見てみましょう。

「野菜の代わりにはならない」とテストでも証明された

ここに、10年以上前のものですが、独立行政法人 国民生活センターのテスト（２０００年）と名古屋市消費生活センターのテスト（２００７年）の報告があります。

いずれも「ジュースにすると野菜の栄養成分はかなり少なくなってしまう」という結果で、「野菜ジュース類は野菜の代わりになるものではなく、あくまでも補助的なもの」と位置づけています。

以下、野菜系飲料35銘柄（野菜ジュース類16銘柄と果汁を配合したもの19銘柄）を調べた名古屋市消費生活センターの報告書の一部を抜粋してみます。

〈名古屋市消費生活センターの報告書〉より一部抜粋

①ビタミンCについては、それが添加されている一部の銘柄を除くと全体に含有量は低く、ほとんど検出されない銘柄も多かった。

②野菜汁100％の銘柄と果汁を配合した銘柄を比較すると、カロテンやミネラル（カリウム、カルシウム、マグネシウム）では、野菜汁100％の銘柄のほうが高めであった。

食物繊維については、〈栄養成分表示〉を見ると、添加している一部の銘柄を除くと1g以下のものが多く、数値が何も書かれていないものも8銘柄ありました。

テスト対象品は、パッケージに「1日分の野菜」「1本で野菜350g」「1日分の緑黄色野菜」などと野菜の使用を強調した表示が多く見られたようですが、野菜から摂りたい栄養成分、とくにビタミンCや食物繊維はほとんど期待できないといえそうです。

消費者へのアドバイスとしては、「『食事バランスガイド』では、野菜の小鉢1皿を野菜70g程度と考えて、1日に小鉢5皿（野菜炒めなどは2皿と考える）とることを推奨している」とした上で、「野菜ジュースでは補うことの難しい食物繊維やビタミンなどを他の野菜や果物で補いながら、例えば野菜ジュースは小鉢1皿程度と考えるなどして、食事に上手にとり入れていくといいのではないだろうか」としています。

主婦連が表示の改善を申し入れたが

断っておきますが、私はこうした野菜ジュースを否定しているわけではありません。甘いだけの清涼飲料水よりはましだし、前記報告書にあるように、たとえ「小鉢１皿程度」の栄養分だとしても摂らないよりはずっといい。でも、１日分の野菜代わりになるものではないので、そこだけはわきまえておきたいと思うのです。

ところが現実、勘違いしている人が多いとあって、消費者団体の主婦連はこれらの結果を基に２００７年９月、厚生労働省と公正取引委員会（その後、表示関連のことは消費者庁に移管）に要望書などを出しました。「飲むだけで１日分の野菜の栄養素が摂れるかのような表示は問題。改善すべき」として。さらに公正取引委員会宛てには、「これは消費者を誤認させるものであり、『景品表示法』に違反すると考える。調査し、排除措置を採られることを求めます」と。

もしこの改善要望が通っていれば今のネーミングは変更されていたはずですが、当時のいきさつを主婦連の元事務局長佐野真理子さんに聞くと、「厚生労働省も公正取引委員会もともに『違反ではない』との返答で、何もしてくれなかった」。

しかしこの件は、当時、朝日新聞（2007年10月）に大きく報道され、「野菜『一日分』改まる?」の大見出しのもと、「誤解を招かないように見直すつもり」とのメーカーのコメントも。ところがどう見直したかというと、カゴメ、伊藤園ともにネーミングは変えずじまい。ただ、それまで小さくしか書いてなかった「野菜350g分使用」の文字を大きくしました。それを目立たせればすむと判断したのでしょう。

「350g分使用」とは、あくまで原材料をそれだけ使ったという意味で、「350g分の栄養が摂れる」という意味ではないのですが、問題は、それを消費者がどう受け取るか、です。周辺の人に聞いてみると、この表示はさらに誤解を助長することになったようで、なまじ数字が目立つために「野菜350g分の栄養がしっかり摂れる」と解釈した人もいました。この数字を、ネーミングの裏付けデータと思ったのかもしれません。

また、このとき聞いた人の中で、「数字などどうでもいい。『1日分』が摂れればいいじゃない」と言う人もいて、改めて、このネーミングの威力（?）に唸ったのでした。

「無添加」と「栄養強化剤添加」と2社の違いが鮮明に

前記主婦連の要望書では、「『同量の野菜を食べた場合と同じ栄養素が摂れるわけではない』という正しい情報が伝わっていない」ことも指摘していました。

その後、２品ともに何回かのリニューアルを経て今、**『野菜一日これ一本』**（カゴメ）はパッケージのうら面に囲みで、「野菜飲料は原料野菜の全成分を含むものではありませんが、不足しがちな野菜を補うためにお役立てください」「リコピンやカロテンのように、加工することで身体への吸収率が高まる栄養素があります」と書いてあります。

一方**『1日分の野菜』**（伊藤園）は、〈一括表示〉の上に「野菜をしっかり食べる事が理想的ですが、不規則な食生活で野菜が不足しがちな方にお薦めします」。また別な面には、「野菜３５０ｇ分の栄養を充足」として、「野菜を搾る過程で減少してしまう主栄養成分が摂れるように、野菜３５０ｇ分の栄養成分を算出し、きっちり補っています」と。

傍線を引いたのは私ですが、どちらも言い訳と、加工によるメリットや減少した栄養成分を補っていることのPRで、主婦連が言う「正しい情報」にはなっていません。

ところで、大いに目立つのは、2社の違いがより鮮明になったことです。「野菜由来の栄養」にこだわり、「栄養強化を目的とした添加物は使用しておりません」と書いて「栄養強化剤（添加物の一種）すら使っていない」をアピールするカゴメと、栄養強化剤を使うことで、加工により減少した成分を補って辻褄合わせをする伊藤園と。

それぞれ対抗意識むき出しですが、最近はこれがエスカレートして、カゴメは「無添加の野菜」と大書きまでしています。野菜は元々無添加なのに。

伊藤園は伊藤園で、「これなら1日分、大丈夫だよ」とばかり、さらに食物繊維と鉄分も添加した「栄養強化型」を出しました。値段も2割ほど高くして。

とにかくこの2社の競合振りときたら、表示を見比べるだけでも面白い。

どちらのどの品をよしとするかはあなたの価値観次第ですが、どれを選ぶにせよ、1日に必要な野菜の栄養分を野菜から摂るのとはかなり事情が違うことは確かです。

なお、カゴメは「無添加の野菜」と書いた下に、小さくですが、（香料・保存料・栄養強化剤不使用）と書いてあります。無添加と書く場合、何を使っていないかを具体的に書く決まりになっているからですが、「保存料不使用」と書くのは適切ではありません。

理由は、次項の『**充実野菜**』に書いたので（55頁参照）、そちらをご覧ください。

「野菜ジュース」には規格・基準がない

ここまで私は「1日分強調」のジュースを「野菜ジュース」として書いてきました。

ところが、〈一括表示〉を見ると、『**野菜一日これ一本**』は「品名：野菜ミックス濃縮ジュース」、『**1日分の野菜**』のほうは「品名：野菜混合飲料」と書き方がバラバラです。

トマトジュースだと、どの品も「品名：トマトジュース」、オレンジジュースだと「品名：オレンジジュース」などと統一されているのに。

これは、トマトジュースは「トマト加工品」として、オレンジジュースは「果実飲料」として独自の取り決め、即ち、個別の食品表示基準や表示に関する公正競争規約（業界の自主的なルール）があり、そこで、品名の書き方まで決まっているからです。

しかし野菜ジュースには、まだこうした決まりがありません。

なぜかというと、かつて「野菜ジュース」とはトマトミックスジュースのことを指していて、それ以外の野菜ジュースは想定外だったからでしょう。

ここに挙げた2品が発売されたのは2004～2005年で、以来、野菜ジュース類が次々販売されているものの、後発ということで決まりのほうが追いついていないのです。

ただ加工食品であれば、コラムに書いたように（256頁参照）、一般用加工食品の基準は適用されるので規制が全くないわけではありませんが、やはり野菜ジュース独自の細かい取り決めはあってしかるべきでしょう。例えば、「野菜ジュースとはこういうもの」といった定義や「品名はこう書く」「配合割合は必ず表示。書き方はこのように」といった特定の表示事項などなど。

なお野菜と果実のミックスジュースの場合は、割合として果汁のほうが多いと果実飲料の決まりが適用され、配合割合の記載も義務づけられています。ですが、野菜汁のほうが多い（野菜汁50%以上）場合は果実飲料の決まりは適用されません。そのせいか、そうしたミックスジュースの中には、配合割合も書かれていないケシカラン商品もあるほどです。

気になる商品2

『充実野菜』

――実際は果汁とのミックスジュース

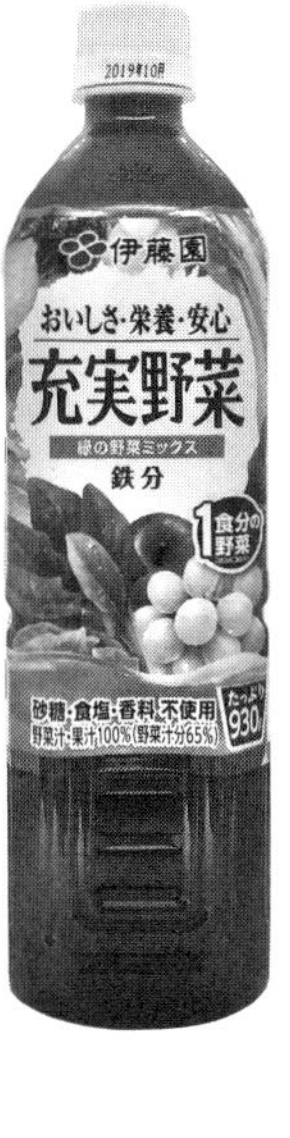

野菜ジュースを装って20数年

『充実野菜』（伊藤園）というペットボトル入り（９３０ｇ）のジュースがあります。

野菜・果実ミックスジュースで、配合比は、野菜汁65％＋果汁35％です。

野菜汁のほうが多いので割合は書かなくても違反にはなりませんが（果実飲料の決まりは適用されないので）、消費者への情報提供としてしっかりと書かれています。

それはいいとして本品が問題なのは、ミックスジュースなのに野菜ジュースを装っていること。しかも20数年、そうしてきた……。

ラベルの絵柄も野菜が多くて緑っぽく、中身の色は緑というかオリーブ色（「緑の野菜ミックス」のほう）。それに何よりネーミングからして、野菜ジュースにしか見えません。

実はこの『**充実野菜**』、ネーミングは長いこと『**緑の野菜**』でした。

発売されたのは１９９４年で、そのときの野菜汁の割合はたったの20％。それで『**緑の野菜**』とはこれいかに？　ですが、その後野菜汁の割合は「↓25％↓30％↓50％」と、少しずつアップしてきましたがネーミングは『**緑の野菜**』のまま。２０１５年に『**充実野菜１００**』に変わっても50％で、２０１８年に今の『**充実野菜**』になり、同時に、野菜汁はやっと65％になったのです。

それを知ったときはこの私、本当にやれやれ！と思ったものですが、歴代のパッケージを並べて見ると、まさに野菜ジュースのオンパレードという感じ。一種、感慨深いものがあるのは、本品に対しては、私なりに闘ってきた（？）歴史があるからでしょう。読者の方にも面白がっていただけそうなエピソードがあるので、以下、それらも交えて書いてみますね。

「このネーミング、おかしい！」

発売当初からそう思っていた私は、本品について何度か伊藤園に申し入れました。担当者は代わってもその都度、「これは、飲みやすさに重点をおいた商品。おっしゃるように問題といえば問題だが、ネーミングについては法規制もないので」。

農林水産省に聞いてみると、「うちとしてはどうすることもできない。公正取引委員会に話してみては」と言ってくれて、「頑張ってください」とも。

表示関連のことは、今は消費者庁ですが、当時は公正取引委員会管轄だったからです。背中を押された思いで公正取引委員会の景品表示対策室に連絡し、指示通りに資料を送ると、「これではネーミングに釣られて買って、だまされたと思う人はいるでしょうね。こちらでも調べてみます」と言ってくれたのですが、なしのつぶて。仕方なく電話してみると、「その者は転勤に。えっ、ジュースのこと？　何も聞いていませんが」。

思いあまってこの件は、１９９８年に上梓した拙著『食のモノサシ 選ぶコツ』（晶文社出版）に取り上げたほど。「野菜ジュースと見せかけた『うそつき』商品」として。

でも、所詮はゴマメの歯ぎしりだったようで何の進展もなく、それから10年以上経った2012年3月のこと。「食品表示一元化検討会・意見交換会」(消費者庁主催)の席上、私も10分ほど発言の機会を得ました。

その会とは、それまで三法(食品衛生法、JAS法、健康増進法)でバラバラに定められていた表示規定を整備した食品表示法を作るに当たっての公聴会のようなものです。私なりに張り切って、大勢の前でこの**『緑の野菜』**(そのときは「野菜汁30%」)をはじめ数品を掲げて訴えましたよ。「これ、このように消費者に誤認を与えがちなネーミングが多い。新法ができるのを機に、ネーミングにも法的規制を!」と。

このことはその後、毎日新聞家庭欄に「中身の合わぬネーミング」として載りました。前記の消費者庁主催の会では、担当官の指示通りに会社名を隠すべくシールを貼ったのですが、新聞のほうは、モノクロとはいえ写真はシールなしで。

さらに同年9月、極めつきは本件が、『週刊東洋経済』に取り上げられたことです。題して「ネーミングに疑問」で、こちらは、前項の**『野菜一日これ一本』**や**『1日分の野菜』**とともに**『緑の野菜』**もカラー写真入りで。しかも大きく。記事は、伊藤園とカゴメにも取材し、伊藤園の商品企画部の部長さん談としてこう書かれていました。

「ご指摘を踏まえて野菜汁の割合を50％の目標値に向けて努力する。ネーミングについては、当分変えるつもりはない」と。

その部長さん、後で電話すると、「若村サンのご意見は、真摯に受け止めました。当社への問い合わせの中にもネーミングについての意見があり、会社として説明不足の点があったと反省しています。会社の姿勢が商品に表れるので、これからも努力して……」。

〝言い訳表示〟をすればいいのか

そして、2年後の2014年。『**緑の野菜**』の野菜汁が30％から一挙に「50％」にアップしました。でも、ネーミングは変わらずそのまま。つまり、部長さんの言っていた通りになったわけです。で、早速電話して大幅アップを評価するとともに、「これを機に、見かけと『**緑の野菜**』なるネーミングを変更することはできなかったのでしょうか」。

そう聞いてみると、「本品はヘビーユーザーが多いので大きな変更はできなかった。

ただ今度は、誤認のないようネーミングの下に大きく『野菜汁50%』と書きました……」。

たしかにそう書かれています。会社として問題意識は持っていたのでしょう。

この表示について消費者庁の表示対策課に聞いてみると、「こういうのを『打ち消し表示』といい、補足説明というか、言い訳表示のようなもの。ネーミングが多少問題であってもその表示を見れば中身はわかるはず」。ただ、「どこまでを『打ち消し表示』として認めるかの線引きは難しく、社会一般に許容される範囲で」とのこと。

念のため農林水産省の表示・規格課にも聞いてみましたが、答えは同じ。

つまりお役所も、誤認を与えそうなネーミングでもすぐ近くに「打ち消し表示」があれば誤認は防げるとの見解のよう。でも、私には、とてもそうは思えなかったのです。

検証する手はないものか。

考えた末にある日曜日の夕方、最寄りのスーパーのジュース売り場に立って、「あのー、表示についてご意見を……」。

それこそ勇気を振り絞りましたよ。思い切って買い物客数人に声をかけ、「野菜汁50%」との「打ち消し表示」付き『**緑の野菜**』を指さして「これ、何のジュースだと思います？」。

　すると、一瞬怪訝な顔をするも、どの人も嫌がらずに応じてくれて、答えは異口同音。「野菜ジュースでしょ」「野菜ジュースじゃないんですか」。ある中年の夫婦連れに至っては、代わる代わる商品を手に取って「『野菜ジュース』としか思えないけど」「そう、オレも……」。

　で、種明かし。これはミックスジュースで「野菜汁50％」であることを伝えると皆一様に驚いて、「いつも子どもと飲んでるけど、〝本物の野菜ジュース〟と思って疑いもしなかった」とか、「こうして消費者をだますんですよね」と言いながら頷く高齢の女性も。

　さらに夜10時すぎの、お客が少ない時間を見計らってスーパーの従業員5人にも同じ質問をしてみました。と、やはり全員が「『野菜ジュース』だと思う」との返答。

　これらのことから、自信を持って言います。「野菜ジュースと誤認されていた」と。

　しかも、「野菜汁50％」との「打ち消し表示」に目を留める人が一人もいなかった……。

　これには正直、驚きました。さらに、その下のほうの配合比「野菜汁・果汁100％（野菜汁分50％）」に気づく人もいなかったのです。

店頭でのことなのでじっくり見る余裕もなかったのでしょうが、それにしても、消費者が品選びのとき頼りにするのは、ネーミングやパッケージの印象であり、その他の表示はほとんど見ないという現実を突きつけられた思いでした。

「打ち消し表示」の必要でないネーミングにすればいいのに。

その後消費者庁は、広告の「打ち消し表示」への取り締まりを強化する考えを示しました。2017〜2018年にかけて実態調査をしたら、「打ち消し表示」をしても消費者の認識を打ち消すものではなかったそうで、その結果を踏まえて、です。ただしこの調査は、広告に関してのものなので、ネーミングの場合とは違いますが、たとえ「打ち消し表示」があっても通用しないという点では同じです。

〝野菜ジュース度〟が増した『充実野菜100』

ネーミングの話、もう少しお付き合いを。

前記の「打ち消し表示」付きは、初代から数えて4代目『**緑の野菜**』（野菜汁50%）

でしたが、2015年になってはじめてネーミングを変更。今度は、**『充実野菜100』**（野菜汁は同じく50%。「打ち消し表示」なし）となりました。これも、私には野菜ジュースにしか見えなかったのですが、そう決めつけてはいけない、と思って今度は、私も入っている俳句の会のメンバーに聞いてみることに。

このときのメンバーは、私を除いて8人（70～80代前半の男性5人と女性3人）。**『充実野菜100』**のパッケージを見せて、「これ、何のジュースだと思います？」と聞くと、答えは予想通り、「野菜ジュースだと思う」「それ以外考えられない」というもので、「果汁とのミックスジュース」と口にした人は1人もいませんでした。

種明かしをしたら、ここでも皆一様に驚いたようで、本品を手に取って表示をじっと見ながら「どうしてなのか」と詰め寄る人も。

で、これまでの経緯を簡単に説明すると、がぜん興味が湧いた様子。で、今度は、「打ち消し表示」付きの4代目**『緑の野菜』**と**『充実野菜100』**を比べてもらうと――。

「**『充実野菜100』**のほうが〝野菜ジュース度〟が増した感じ」「圧倒的に野菜ジュース」「『100』という数字から、野菜ジュースが100%になったように見える」などなど。表示をじっくり眺めていた人からは「『たっぷり鉄分　ホウレンソウ35枚』が効いている」「ネーミングの下の『緑の野菜ミックス』がいかにも野菜ジュースくさい」と。それまで黙っていた男性の1人が、ポツリとひと言。「むしろ改悪だな」。皆が頷き、「ネーミングと中身が違いすぎる」。「詐欺だよ」と言う人も。

ふと思いました。伊藤園の社員にこうした消費者の生の声を聞いてほしかったと。

ともあれ、ネーミングを**『充実野菜100』**に変えたことで、誤認を防ぐどころか「看板に偽りあり」の度合いがさらに増したようです。

「『充実野菜100』の『100』の意味は？」と会社に聞くと、「野菜汁と果汁を足して合計100％なので」だそうですが……。

野菜と果汁のミックスジュースはあくまで嗜好飲料

「法規制はどうなんだろ？」

ここでも、そういう声が上がりました。で、序章に書いた「法規制や監視体制はお寒い限り」である旨、即ち、「規制はあって、景品表示法で対処するとは言っているが、ネーミングに特化した取り締まりはしていないようだ」と話したのですが。

ところで**『充実野菜100』**には、以前にはなかった添加物についての「無添加表示」もついています。「砂糖・食塩・保存料無添加」として。

40代の女性2人と会食したときも同じく2品を見せると、やはり「このほうが野菜ジュースらしい」と言いつつ、彼女たちがすぐに反応したのがこの「無添加表示」でした。「これって決まりは？」と聞かれたので、私なりに次の説明を。

「無添加表示というのは、使っていない添加物名を具体的に書けばいいとされているが、それも、同種の製品がその添加物を使っているのにこの品だけ使っていない場合だけ」そして「保存料でいえば、一般にこうした野菜飲料には使われていないので、**『充実野菜100』**に『保存料無添加』と書いてはいけないはず」と。

ちなみにこれらのことは、『食品表示基準Q＆A』（加工-90）に書かれています。しかし『Q＆A』というのは、「食品表示基準をこう解釈して運用を」というもの。明確な法規制ではないので、守るかどうかは業者の良心の問題なのでしょう。

実は、本品の「保存料無添加」表示が不適切だということは、くだんの部長さんにも話してみました。すると、すぐに『食品表示基準Q＆A』を調べたようで、「やはりまずい。次のパッケージ改定のときに直しますので」。

さてどうなったか？

２０１８年に登場した6代目『**充実野菜**』にはなくなっていました。私の話も少しは役立ったかと一瞬喜んだのですが、今度は「香料不使用」表示が。聞けば、「香料はずっと使用していたが今度は止めたので。それに、同種の他の野菜飲料には使っているので」。

〝売らんかなアピール〟としての無添加表示、どうしても使いたいようで。うーん！

以上、『**充実野菜**』について書いてきましたが、野菜ジュース風に装うことをせず、正々堂々、ミックスジュースとして勝負すればいいのに、と思うのです。

私たち消費者もそうと知った上で飲む。そして、間違っても野菜の代わりになるなどと思わず、「あくまでも嗜好飲料」と割り切って。

野菜の割合が多くなっても、加工していることでビタミンCや食物繊維は期待できないのですから。野菜の栄養分は、野菜そのものを食べるのがいちばんなのですから。

この章のポイント

野菜ジュースには1日に必要な野菜が摂れるかのようなネーミングのものがあるが、「野菜350g使用」と書かれていても、加工により元の栄養成分がそのまま残っているわけではない。また、実際は果汁とのミックスジュースなのにネーミングも見た目も野菜ジュース風を装っているものもあるので、配合比の確認は必須。どちらも野菜の代わりにはならないので、利用するなら補助的に。

第2章 「青汁」を名乗っていながら、主役は……

青汁というと、本来、ビタミンやミネラルを多く含む緑葉野菜（ケールや大麦若葉など）を搾った汁で、「野菜不足解消」が目的だったはずです。

が、このところ大きく様変わり。粉末状で水に溶かして飲むタイプが多くなり、甘みをつけたり抹茶風味にしたりして、飲みやすくした商品が増えています。「乳酸菌入り」をうたった品もあります。

おまけに、「便通改善効果」をウリにした品が目立つのも最近の特徴で、国が審査して許可したトクホ（特定保健用食品）マーク付きのものも結構あります。

本章では、そのトクホマーク付き青汁の代表格**『スキッと快通青汁』**と、トクホではありませんが品質保証のＪＨＦＡ（ジャファ）マーク付き**『極太毎日抹茶青汁』**の２品を取り上げてみます。

どちらもネーミングでズバリ！　効果を宣伝しており、おまけに、その表現があまりに露骨なのが気になったのですが、調べてみると、「これで『青汁』を名乗っていいの？」という感じ。どちらも、〝難消化性デキストリン効果〟に頼った品で、まさに、「看板に偽りあり」……ですが、あなたはどう思われるでしょうか。

気になる商品1

『スキッと快通青汁』

――ケール入り食物繊維飲料？

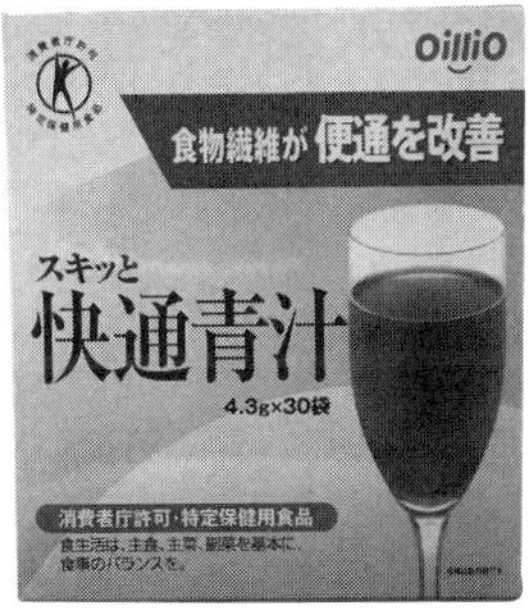

主役は難消化性デキストリンだった

『**スキッと快通青汁**』（日清オイリオ）とのはじめての出合いは、ある展示会場で、です。「このネーミング、品がなさすぎ」と思いながらも箱を手に取ってパッケージを見ると、フタの部分に「食物繊維を強化したケール青汁」と書いてあり、おまけにトクホマーク付きとあって、「青汁製品」と信じ切っていました。誰だって、「青汁」を名乗り、しかもトクホとあれば、「ケールなどの青汁成分」に対してのお墨付きと思うのではないでしょうか。「ケール青汁」ということから、原料で一番多いのもケールと思うのでは。

ところが、違ったのです。実際は、ケール青汁どころか、難消化性デキストリンが主役の「ケール入り食物繊維飲料」ともいうべきものだった。どういうことかというと——。

本品がトクホを取れたのは、難消化性デキストリンが関与成分（86頁参照）であるおかげであり、原料で一番多いのも難消化性デキストリンだったのです。現に表示を見ると、トクホ製品として表記が義務づけられた事項が、次のように書かれています。

「**許可表示**：本品には食物繊維として難消化性デキストリンを含んでいるので、おなかの調子を整え、便通を改善します」

「**1日摂取目安量**：1日3袋（12・9g）を目安として下さい」

「**関与成分**：難消化性デキストリン（食物繊維として）1袋（4・3g）当たり1・7g」

本品がキャッチコピーとして「食物繊維が便通を改善！」とうたえるのも、難消化性デキストリンあってのこと。また、「原料で一番多いのも難消化性デキストリン」と書きましたが、それが証拠に〈一括表示〉を見ると、「名称：ケール加工食品」とは書いてあっても、「原材料名：水溶性食物繊維（難消化性デキストリン）、ケール末、ショ糖、麦芽糖、緑茶末、スピルリナ末」と。

このように、難消化性デキストリンが筆頭に書いてあります（傍線を引いた箇所）。ご存じのように、原材料欄には使っている原材料を重量の多い順に書くことになっているので、難消化性デキストリンが一番多いのは明白です。

以上で、「難消化性デキストリンが主役の～」といった意味がわかっていただけたと思いますが、その量はどうでしょう。

「関与成分」の欄に書いてあるように「1袋（4・3g）当たり1・7g」なので、1袋の1／3以上です。では、本品の全食物繊維量のうち難消化性デキストリン由来の食物繊維はどのくらいか。それが知りたくて、こんな計算をしてみました。

〈栄養成分表示〉によると、「1袋の全食物繊維量は2・3g」。一方、難消化性デキストリンの場合、食物繊維は90g／100gくらい（食品成分表に載っていなかったので、メーカー3社に聞いた）なので、そのことから「難消化性デキストリン1袋当たり1・7g」のうちの食物繊維は1・7×90／100で約1・5(g)です。よって、全食物繊維のうち難消化性デキストリン由来は、1・5／2・3×100で約65(%)ということに。

一番の問題は青汁の定義や基準がないこと

　こうしたことから本品、「青汁」と名乗りながら難消化性デキストリンが一番多く、さらに、全食物繊維量のうち約2／3が難消化性デキストリン由来のものとわかりました。逆にいえば、ケールなど青汁原料由来の食物繊維は、たった1／3しかなかった。

　これで、「青汁製品」としてすんなりトクホが取れたのだろうか。

　青汁原料が少ないのに『青汁』と名乗ることについては？

『スキッと快通青汁』なる表現はどうなのか。

　あれこれ気になったので会社に問い合わせメールをしてみると、回答は次の通り。

　トクホの許可取得日は2002年の11月18日で、根拠となった論文名は「難消化性デキストリンを含有する粉末飲料の摂取による便性への影響」であること。また「ネーミングについての指摘は？」との質問には、「許可申請に際し、修正指示はありませんでした。また、消費者からのご指摘も頂戴しておりません」と。

トクホもすんなり取れ、会社としても、何ら問題ないと思っているようでした。

しかし審査する側にも聞いてみないと、と思って、消費者庁食品表示企画課に電話してみると、トクホ担当官の回答はこうでした。

「ネーミングで、ありもしない効果効能をうたっていたりトクホの許可表示と違ったことを書いていたりすれば問題だが、この場合はそうではない。また、青汁成分が全く入っていないと食品表示法に触れるが、それもちゃんと入っているので」

法的にも、問題ないようなのです。

このときも「トクホはネーミングに甘い」と不満でしたが、青汁の場合、そもそも一番の問題は「青汁」に対する定義や基準がないことです。

法的にも、「青汁とはこういうものをいう」とか、「原料の緑葉野菜が何％以上入っていないと『青汁』とは名乗れない」といった決まりがあって然るべきなのに。

そうした決まりがないことが、本品のような「ケール入り食物繊維飲料」といったものにもトクホが認可される理由なのでしょう。

しかし、トクホはまだいいほう。一般の商品では、「青汁」を名乗っていながら青汁とは思えないような品も多く（80頁参照）、それもこれも、「青汁」の定義や基準がないためと思われます。

私たち消費者がせめて心がけたいのは、「青汁」の名に飛びつかないこと。それでも青汁を、という場合は、原材料欄をじっくり見て納得の上で、と思います。

トクホ審査でネーミングは？

本品がトクホ製品であることに、もう少しこだわってみます。

「青汁」と名乗ることについての是非もさることながら、私は『**スキッと快通青汁**』という表現がやっぱり気になるのです。えげつない感じがしてしまって。

会社に聞くと、「造語です」とのことですが、せめてトクホ製品であればもう少し何とかと思いつつ、他の品はどうか。消費者庁のウェブサイトに載っている〈特定保健用食品の許可（承認）品目一覧〉を見てみると、「何、これ？」といったものも結構あります。

ネーミングもトクホ審査時に一応チェックされると聞いていますが、実際にはかなり無頓着といってよさそう。ネーミングに興味のある方は、この〈品目一覧〉をご覧あれ！

なお、トクホ製品のネーミングチェックについて、これも消費者庁食品表示企画課のトクホ担当官に聞いてみると、「消費者委員会の新開発食品表示部会でトクホ審査の折、他の表示とともにネーミングも妥当かどうか検討している。ただ、あからさまに『血糖値を下げる』などといった効果に触れた表現はダメだが、そうでなければ……」。

やはり緩いという印象でしたが、その辺は、申請する側が「こういうものなら引っかからないだろう」と配慮した上で名付け、それがそのまま通るのが現状のようです。

話を戻して本品、肝心の効果についてはどうでしょう。

トクホの許可取得の根拠となった論文を取り寄せて見てみると、「便秘傾向のある健常者71名に対して本品、あるいは対照品を1日3袋、それぞれ2週間飲用させたところ、対照品と比較して排便量、排便回数ともに有意な改善が見られた」というものです。

しかしこれは、あくまでも平均値であり、すべての人に効果があったということではありません。トクホは、その症状がとくに気になる人には改善の一助になるものの、薬のような効果は期待すべくもないのです。
本品の値段は、というと、1日分が約300円。ため息が出る額です。

気になる商品2
『極太毎日抹茶青汁』
——実際は難消化性デキストリンの力が大

主原料はクマイザサだそうだが

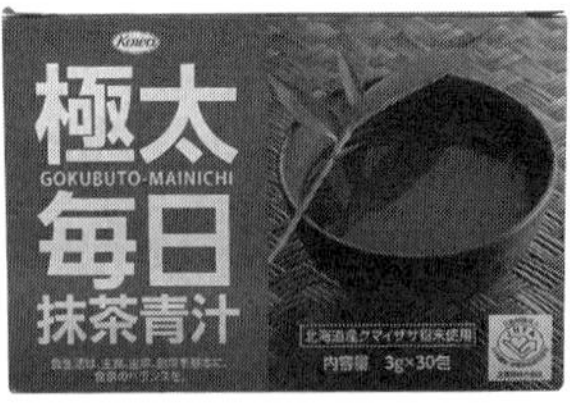

『**極太毎日抹茶青汁**』（興和）は、前項『**スキッと快通青汁**』とは違ってトクホではありませんが、やはり「便通改善効果」をウリにした粉末状の青汁製品です。
パッケージに「北海道産クマイザサ粉末使用」と書いてあるように、主原料はクマザ

サの一種・クマイザサだそうで、「自生する天然ものを手摘み収穫。極めて栄養豊富で、食物繊維がたっぷり。ゆえに便通改善効果がある」との触れ込みですが、その実、本品も難消化性デキストリン頼みのもの。しかも、それとわからないようにして。

また広告も、いかにも巧妙で、専門知識のない消費者をミスリードするケシカランやり方でした。おまけに、「製薬会社ならではの品質」を盛んにアピールしていますが、肝心の効果は、というと甚だ疑問……。

まずは、本品と付き合うことになったきっかけから書いてみますね。

数年前、東京は多摩地区に住む友人から、次のメールが届いたのです。

「今朝の新聞に**『極太毎日抹茶青汁』**の折り込みチラシが入っていたが、**『極太』**ってどういう意味なんでしょうね」からはじまって、「キャッチコピーは大げさだし、グラフもおかしい」と、具体的な指摘もされていました。

興味津々、チラシの現物が見たくて近くの新聞販売店に問い合わせてみたのですが、私の住む地域では配らなかったとのこと。で、ウェブサイトで見つけたこの会社のカスタマーセンターの電話番号にかけてみると、「探して、お送りします」。
「やれ、うれしや！」と思いつつも、念のために、と、ネーミングの意味を聞いてみると、「食物繊維がたっぷり入っているので毎朝すっきり、どっさり出るように」。つまり、「極太のうんちが毎朝……」との願いを込めた命名なのだとか。思わず笑ってしまいました。応対してくれた人も笑っていましたが……。

さて数日後、待望のチラシが届きました。

ネーミング自体、前項『**スキッと快通青汁**』の上を行くえげつなさで、見事に（？）効果の宣伝をしています。また、キャッチコピーのインパクトの強烈さときたら、「『毎朝どっさり！　秘密は、この一杯』と大きく書かれ、次の行に「コーワの『**極太毎日**《ごくぶとまいにち》**抹茶青汁**』」と、ご丁寧にもルビまで振ってあります。

チラシの内容はもっぱら、「主原料だというクマイザサの食物繊維がいかに多いか、優れているか」の宣伝ですが、友人の指摘通りたしかに問題ありでした。

あれから数年経った今、改めて広告サイトをチェックし、商品も取り寄せてみたところ、添付のパンフも大筋は以前のチラシと同じでクマイザサの宣伝にこれ努めているのですが、「あれ？」と思うことがいくつか……。

クマイザサと同量だった難消化性デキストリン

「あれ？」の一つ目は、配合している難消化性デキストリンについて、です。

といっても〈一括表示〉は「名称：青汁（クマイザサ）加工食品」で、「原材料名：クマイザサ粉末、水溶性食物繊維、還元麦芽糖水飴、抹茶」となっていて、難消化性デキストリンの文字は見当たりません。が、傍線を引いた「水溶性食物繊維」、これこそが難消化性デキストリンなのです（会社にも確認した）。

ならば、なぜそう書かないのか。

勘ぐれば、「難消化性デキストリン」といっても消費者に馴染みがなく、添加物と思う人さえいる。で、「水溶性食物繊維」としたほうが〝化学物質感〟が薄れ、アピール力があると考えたのでしょう。さらに勘ぐれば、「難消化性デキストリン」と書くとクマイザサの存在がぼけてしまうと思ったからでは。

消費者庁に聞くと、「水溶性食物繊維と書いても違反ではない」とのことですが、とはいえ本品の場合、原材料欄だけでなく広告でも、「難消化性デキストリン」については全く触れずじまい。例えば広告文言は、「食物繊維が豊富なクマイザサに抹茶をブレンドした高品質な青汁」とか「天然クマイザサのパワーを凝縮した青汁」といった具合で、あえて難消化性デキストリンなる語句は省いています。

本品がトクホを取らなかったのも、「難消化性デキストリン」を表に出したくなかったためかも。トクホだと「関与成分が何か、何g含まれているか」ということもきちんと書かないといけないので。

その、ひたすら隠したい難消化性デキストリン、配合量はどのくらいだと思います？クマイザサの量については、パンフに「1日の目安　1包（3g）あたり1305mg配合」と書いてあるのでわかりますが、難消化性デキストリンの量はどこにも書いてない。で、思い切って会社に聞くと「クマイザサと同じく1305mg」と言うではありませんか。

驚いたことに、クマイザサと同じ量だったのです。原材料欄にはクマイザサのほうが先に書いてあり、クマイザサのほうがいかにも多そうなのに。

本品も、難消化性デキストリン頼りであることがわかろうというものです。

では、本品の全食物繊維量のうち難消化性デキストリン由来はどのくらいか。

配合量がクマイザサと同じとあっては、難消化性デキストリン由来のほうが多いのは必定。でも、念のために計算してみると――。

結果は、本品１包当たりの食物繊維量２・15ｇ（〈栄養成分表示〉より）のうち難消化性デキストリン由来は約55％で、クマイザサ由来は約41％でした。ちなみに残りは抹茶と思われます。

これでは、難消化性デキストリンとクマイザサ、どっちが主原料かわかりませんよね。でも、堂々と「青汁」を名乗り、〈一括表示〉には「名称：青汁（クマイザサ）加工食品」と書いてある……。本品も、「看板に偽りあり」と言いたい所以です。

なおクマイザサ粉末の食物繊維量は食品成分表に載っていなかったので、会社に聞くと「67・３ｇ／１００ｇ」とのことなので、それを使って計算しました。

クマイザサの食物繊維量がさつまいもの30倍！　のカラクリ

「あれ？」の二つ目は、クマイザサの食物繊維がいかに多いかを示すグラフです。

広告サイトやパンフに「クマイザサの食物繊維はさつまいもの約30倍。大麦若葉やケール、明日葉よりたっぷり」と、棒グラフまで出しているのですが……。

さつまいもは食物繊維が多いのが定評なので、このグラフを見ると「その30倍ってすごい！」と思ってしまいそうですが、なんとこのグラフは、クマイザサ粉末や大麦若葉などの粉末と生のさつまいも、それぞれ100g当たりの食物繊維量を比較したもの。

そして、「さつまいも（生）を1とした場合にクマイザサはその約30倍」としているのですが、こうした比較そのものが意味のないこと。さつまいも（生）とクマイザサ粉末では一度に摂取する量が全く違うのに。さつまいも（生）は2／3が水分なのに。

また、同じように棒グラフを使って「葉緑素はピーマンの約24倍」とも書いていますが、これも、前記と同じ理由でナンセンスです。

製薬会社ならではの安全品質をアピールしているが

本品はＪＨＦＡマークを付けていて、それも盛んにＰＲしています。

ＪＨＦＡとは、Japan Health Food Authorizationの略で、このマークは、(公財)日本健康・栄養食品協会が健康補助食品に対して一定の規格基準を設け、その基準を満たした食品にのみ付けられるというもの。このマーク付きであれば、品質的には信頼できるとされています。

青汁加工食品の場合、規格基準として、「ケール、大麦若葉、アシタバ、クワ葉、クマザサ、ボタンボウフラのどれかを使っている」「総クロロフィルとして30㎎／１００g以上であること」などがあり、他に安全・衛生基準などの決まりもあります。

認定機関である前記の協会に問い合わせてみると、「このマークを付けるに当たって、こういうのが青汁食品だという定義や規格を設けたが、当協会で作っているだけで国の規格でもなく、トクホとも関係ない」とのこと。要はＪＨＦＡマーク、品質保証マークであり、これが付いているからといって効果効能まで保証されるわけではない。そこを勘違いしないようにしないと。

なお青汁食品で現在、このマークを付けている製品は興亜の3品だけ。本品『**極太毎日抹茶青汁**』は、そのうちの1つだったのです。

本品は、「サプリメントにも、製薬メーカーレベルの安全品質を。」と大きくうたい、3つの安全品質基準を全商品でクリアとして「第三者機関による認証を取得」「すべての商品を、健康食品GMP設定工場で製造」「サプリメントで全商品ヒト試験を実施」と説明しています。

ちなみにGMPとは、管理基準がしっかりした工場で製造しているということですが（112頁参照）、気になったのが「③ヒト試験を実施」です。「ヒト試験」とは、普通、「安全性・有効性についてヒトを対象として行う試験」を指しますが、この場合は安全性についてだけ。このことは会社に何度も確認しました。

いずれにしろ本品、〝品質〟はほぼ完璧に保証されているのですが、「あれ?」の三つ目、効果の程はというと、これがびっくり!だったのです。

ネーミング通りの効果は疑問

薬の会社、それも有名な興和の製品なのだから効果もあるだろうと思う人が多いでしょうが、問題は摂取目安量です。

これについてはトクホ製品と比較すると明らかなので、少し説明しますね。

コラムにも書いたように（86頁参照）、本品にも配合している難消化性デキストリンを関与成分として申請するとトクホが取りやすいのですが、それには、「整腸作用を用途としてうたう場合、1日摂取目安量3～8g」との条件があります。つまり、それだけの量が入っていないと許可しない。効果があるとは認めないということ。

ちなみに前項トクホ製品『**スキッと快通青汁**』は、指示通りに1日3袋を飲むとして難消化性デキストリンの1日摂取目安量は5・1g。基準の「3～8g」をクリアしています。

それに対して本品『**極太毎日抹茶青汁**』は、摂取目安量である1日1包を飲むとして、難消化性デキストリンは前記の通りたった1305㎎（約1・3ｇ）。含まれている全食物繊維を動員しても「1包当たり食物繊維は、2・15ｇ」（〈栄養成分表示〉より）なので、前記の基準「3～8ｇ」には達しません。これでは到底、ネーミングで宣伝している「極太のうんちが毎朝……」というわけにはいかない。いくはずがない。

ただし本品、原材料欄を見るとわかるように、甘みをつけるために使用している「還元麦芽糖水飴」（糖アルコールの一種）に緩下作用（穏やかに排便を促す働き）もあるので少しは便通改善効果に役立つとしても、量的にとても期待できるとは思えません。ということで本品は、効果の点でも「看板に偽りあり」という気がしてしまうのです。

まぁ、薬ではない健康食品に効果効能を求めるのがそもそも無理な話ではありますが、本品の場合、摂取目安量を「1日3包」にすれば難消化性デキストリンも全食物繊維も3倍になるので、少しは効果が期待できるだろうになぜそうしないのか。「1日1包」で約100円以上。「1日3包」だと300円以上になる値段を気遣ってのことなのかも。

ともあれ本品で学んだのは、「便通改善効果」を目的とした青汁購入の際は、1日に摂れる食物繊維の量を見極めないといけないということ。私自身、今回は表示が見たくて買いましたが、正体がわかったことで二度と買う気はなくなりました。

最後にどうしても言いたい!!

「製薬メーカーならでは」をウリにするなら、表示や広告にも配慮すべきだし、効果についてのヒト試験もした上で販売しないと。それこそ「製薬メーカー『興和』の名が泣きますよ」と。

この章のポイント

「青汁」を名乗っている商品の中には、実は青汁原料が主役ではないものがあり、とくに便通改善効果をうたった商品では、難消化性デキストリンを一番多く使っていることが多い。その場合、便通改善効果は期待できるかもしれないが（難消化性デキストリンの量による）、青汁に含まれるビタミンやミネラルはほとんど期待できない。

「青汁」といってもいろいろなので、原材料欄や栄養成分表示で確認することが肝心。

ほかにも気になる「青汁」を名乗っている製品

「青汁」には定義や基準がありません。で、それをいいことに「青汁」を名乗っている品が多いので、ここではそうした中の4品について——。

『食物繊維たっぷり青汁』（カゴメ）ペットボトル入り（720㎖）

●品名：野菜・果実ミックス飲料
●原材料名：野菜（ほうれん草、にんじん、ケール、メキャベツ〈プチヴェール〉）、果実（りんご、レモン）、食物繊維／乳酸カルシウム、ビタミンC、クエン酸、ベニバナ黄色素、クチナシ青色素、香料、ピロリン酸第二鉄

ネーミングのすぐ下に「カルシウムプラス」と書いてあり、栄養機能食品（鉄・ビタミンC）なのもウリ。青汁原料のケールも入れ、食物繊維も配合しているが、要は、野

菜・果実のミックスジュース。会社に、「これで『青汁』を名乗るのはおかしいのでは」と言ってみると、「『青汁』の定義はない。当社では、ほうれん草など緑の野菜を搾汁した、外観からも青汁と認められるものを『青汁』と言っている。本来なら青汁ではなく、緑汁と言うべきなんですけどね」。つまり、「『青汁』には決まりがないのでわが社なりの商品作りをしている」と。ただし、「栄養面では自信を持っている」そうで、食物繊維はコップ１杯（１８０ml）で４・２gも摂れるそう。

『健康道場 おいしい青汁』（サンスター）ペットボトル入り（９００g）

●名称：青汁（野菜・果物混合飲料）
●原材料名：野菜（ブロッコリー、セロリ、キャベツ、ケール、ほうれん草、レタス、パセリ、大根葉、小松菜）、りんご、レモン、クチナシ色素

これも「青汁」の名を借りた野菜・果実のミックスジュース。ただし、すりおろし野菜のせいか飲んだ感じはスムージー風。「野菜ピューレ25％入り」と書いてあるのは目

に留まるが、配合比がどこにも書かれていない。会社に問い合わせると、「野菜汁55％＋果汁45％」と教えてはくれたが、それを書いていないことについては、「とくに決まりはないので」。たしかに、「野菜汁50％」以上のジュースには、果実飲料のような個別の食品表示基準や公正競争規約のしばりがないのは事実。とはいえ今の時代、消費者への情報提供として配合比を書くのは当たり前です。本品が配合比を書かないのは、それを知らせないほうが消費者は、野菜汁が多く青汁に近いと思ってくれると踏んでのこと？

『おいしい青汁』（森永製菓）ミニパック入り（125㎖）

●名称：野菜・果実混合飲料
●原材料名：野菜汁(にんじん、ケール、青シソ、ブロッコリー、あしたば、セロリ、クレソン、キャベツ、パセリ)、りんご果汁、難消化性デキストリン(食物繊維)／乳酸、クチナシ青色素、ベニバナ黄色素

これも野菜・果実のミックスジュースだが、機能性表示食品であるのがウリ。「機能性

関与成分：１本当たり難消化性デキストリン（食物繊維として）５g」と表示されており、キャッチコピーは「脂肪の吸収を抑え、排出を増やす」「糖の吸収をおだやかにする」「お腹の調子を整える」と。配合比は「国産野菜汁50％　国産果汁42％」。これも「野菜汁50％」にし、定義や基準がない「青汁」を名乗っている……。

商品に添付されていたパンフに、あたかもケールだけで作ったような書き方がされているのも気になる。ミニパック入り（１２５㎖）で１本２００円以上（通常価格で）というのは、いかにも高い。

『毎日１杯の青汁』（伊藤園）紙パック入り（２００㎖）

●品名：青汁飲料（清涼飲料水）
●原材料名：豆乳、糖類（砂糖、黒糖蜜）、大麦若葉粉末、ケール汁、ブロッコリー汁、緑茶粉末、寒天、亜鉛酵母／増粘多糖類、コーラルカルシウム、ビタミンE、ビタミンD

「まろやか豆乳ミックス」と書いてあり、原材料名を見ても、量として一番多いのは豆乳。味も豆乳飲料のよう。これで『青汁』を名乗っていいのか。会社に聞くと、「『青汁』には定義がないし、大麦若葉粉末やケール汁も入れているし」。「品名：豆乳飲料」としなかった理由は、「豆乳飲料には『大豆固形分4％以上』との決まりがあるので〜」と言うが、本音は、『青汁飲料』と書きたくて、わざと豆乳飲料の決まりに合わない豆乳を使ったのでは。そう口にしてみると、「会社としては、豆乳飲料より『青汁』として売りたいので」。

青汁人気にあやかった販売戦略で、法のすき間を縫った商品の1つ。栄養機能食品（ビタミンD、ビタミンE）でもあるが。

コラム

多くの加工食品に使われている「難消化性デキストリン」とは？

「難消化性デキストリン」といってもご存じない方が多いと思いますが、これを口にしたことのない方はまずいないはずです。今や、お菓子、ゼリー、スープ、飲料など、驚くほどいろんな食品に使われているからで、原材料欄に「水溶性食物繊維」とか「食物繊維」と書いてあるものは、ほとんどがこれです。「難消化性デキストリン」と書くより「食物繊維」のほうが、イメージがいいからでしょうね。

そもそも、難消化性デキストリンとは、〝トウモロコシでん粉を加熱処理して酵素分解し、難消化性部分を取り出して精製したもの〟で、天然由来というのがミソ。食物繊維の効用が認識されだしてから開発されたので、食品素材としては比較的新しいのですが、水に溶けやすく、水溶液はほぼ透明。また粘りや甘みが少なく、安全性も高いとあって、食品業界では大変重宝されているとか。成分としては約90％が食物繊維。カロリーも低く小さじ1杯（約5ｇ）が約5ｋｃａｌ。

ところでこの難消化性デキストリン、「規格基準型トクホ」の指定成分（許可実績が十分ですでに科学的根拠が蓄積された成分）になっています（205頁参照）。

一般にトクホを取得するにはかなりの費用や日数がかかりますが、難消化性デキストリンだと規格基準に合っているか否かの審査だけですむ。つまり、試験データなども省略できるためトクホが取りやすく、トクホマークが欲しい会社にとっては実に好都合なのです。

現在、この難消化性デキストリンを関与成分としている製品は、全トクホ1063品のうちの385品（2019年3月現在）。全体の約1／3です。また商品として多いのは青汁製品で、数えてみたら40品以上とダントツでした。

難消化性デキストリンの機能性として認められているのは、①整腸作用（おなかの調子を整える）、②食後の血糖値の上昇を抑える作用、③食後の中性脂肪の上昇を抑える作用、の3つ。そのうち、トクホの許可実績として多いのは①と②で、③はわずかですが、②と③をダブルで取っているものもあります。

商品には目立つように「食物繊維が便通を改善」とか「脂肪の吸収を抑える」などとキャッチコピーが書かれていますが、関与成分が同じ難消化性デキストリンでも、事業者が何を狙って申請したかによって許可表示やキャッチコピーも違ってきます。そのため、「血糖値対策のつもりで飲んだらお腹がゆるくなった」ということも。また、普通の食品からも気づかないうちに過剰に摂取していることもあるので、原材料欄や注意書きは必ず見ておくことです。

また、この難消化性デキストリンは、2015年にできた機能性表示食品にも多く使われていて、全機能性表示食品1849品のうち232品（2019年3月現在）もあります。

こうした難消化性デキストリンは、それだけを製品化した商品も売られています。トクホでも**『賢者の食卓』『イージーファイバー』**など何品かありますが、一般食品でも大袋入りがあり、ネット通販で1袋（500g）1000円程度。

一般食品の場合、トクホや機能性表示食品のような能書きはついていませんが、便通改善のために1日5gずつ飲んでいるという人も。5gだったら10円程度ですむので、どうしても難消化性デキストリンを、と思うなら、利用する価値はありそうです。

第3章

食材名を名乗っているサプリ、中身は……

食材名を名乗っているサプリメントは多々ありますが、中でもよく知られているのは「黒酢サプリ」と「にんにく卵黄」でしょう。

黒酢も、にんにくと卵黄も、昔から伝承的に体にいいと言われてきたもの。「黒酢は疲労回復にいい」とか、「にんにくや卵を食べると元気が出る」と言う人もいます。

健康食品扱いして過大評価するのはどうかと思うのですが、それはともかく私が気になるのは、サプリは食材成分を丸ごとしっかり摂れるかのように思っている人が多いこと。いいえ、広告が巧妙で、そのように見せかけているが、実際は……。

本章では、黒酢サプリの代表格『**えがおの黒酢**』とにんにく卵黄の代表格『**伝統にんにく卵黄**』を取り上げ、ネーミングから受ける印象と中身がどう違うかを徹底検証するとともに、広告のあり方なども考えてみたいと思っています。

気になる商品1

『えがおの黒酢』

——黒酢成分はほとんど期待できない

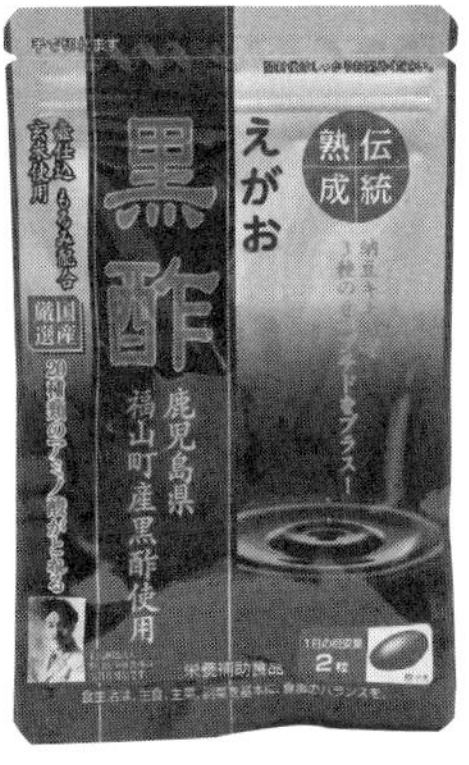

黒酢由来のアミノ酸はごくわずか

『えがおの黒酢』（えがお）というサプリ、「えがお」は会社名なのでまさに黒酢そのものをネーミングにした商品ですが、本品を飲めば黒酢成分がたっぷり摂れるどころか、期待外れもいいところ。また広告では、アミノ酸が多いことをウリに〝アミノ酸のダイエット効果〟を大々的に宣伝していたのですが、それも眉唾ものだったのです。

まず、原材料である黒酢と黒酢サプリ（本品）の違いから。

黒酢とは、原料の米（玄米）や大麦をアルコール発酵させ、さらに酢酸発酵させたものので、米酢に比べると原料の量が多い。しかも1～3年もかけて発酵・熟成させるので味がまろやかになり、独特の黒みを帯びてきます。これが、「黒酢」と呼ばれる所以。アミノ酸も増えていて、一般食酢のそれに比べれば7倍くらいです。

というとアミノ酸がいかにも多そうですが、これは、あくまでも比較の問題。「黒酢100g当たりのたんぱく質（アミノ酸）は1g」なのに対し、「穀物酢のそれは0・1g」「米酢のそれは0・2g」（いずれも『七訂食品成分表』より）なので、数字上はたしかに黒酢のほうがアミノ酸は多いのですが、仮に黒酢を1日大さじ1杯（15㎖）飲んだとしてもアミノ酸はたった0・15g程度。2杯（30㎖）飲んでも0・3gくらいで、黒酢自体、アミノ酸の供給源になるようなものではありません。

黒酢のアミノ酸は、あの独特の香味を出すのに役立っているだけのこと。

一方、黒酢サプリである本品のアミノ酸はどうかというと――。

本品は、玄米黒酢を濃縮して米粉などに吸わせ、それに配合剤を混ぜて被包材（カプセル）に詰めたもの。肝心のアミノ酸量を会社に聞くと「1日の目安（2粒）当たり

0・49g」とか。しかしこのアミノ酸量は、何と、配合している黒酢以外の原料や被包材であるカプセルのアミノ酸込みの数値です。

ちなみに〈一括表示〉は、「名称：玄米黒酢加工食品」「原材料：黒酢濃縮粉末（黒酢、米粉、米エキス）、大豆ペプチド、植物油脂、大豆油、紅花油、えんどう豆ペプチド、黒酢もろみ粉末、納豆菌抽出物（納豆キナーゼ含有）、黒大豆ペプチド／ゼラチン、グリセリン、ミツロウ、フラボノイド色素、植物レシチン」となっています。

傍線を引いたのは私ですが、これらはどれもアミノ酸が多いもので、とくにカプセル材料であるゼラチンは9割近くがたんぱく質（アミノ酸）です。

これらのことからも、黒酢由来のアミノ酸はかなり少ないだろうと想像できます。念のために計算してみると、黒酢由来のアミノ酸は本品の全アミノ酸の7％以下。

どう計算したかというと、本品に使っている黒酢の量は、以前会社に聞いた数値だと「1日の目安（2粒）当たり3・2g（㎖）」なので、この中のアミノ酸は0・032g（「黒酢のアミノ酸は1g／100g」より）。一方、本品のアミノ酸は、前記のように「2粒当たり0・49g」なので、それのどのくらいに当たるかというと、0・032／

0・49×100＝6・53（％）。しかも、「原料由来のアミノ酸は加工で1割以上減る」と言われているので、それも考慮すると実際はもっと少なくなりそう。

つまり、本品アミノ酸の大半は、黒酢以外の原料によるものだったのです。

また、黒酢の主成分は一般食酢と同様あくまでも酢酸（4％）ですが、その酢酸は、加工段階の熱処理でほとんど揮発してしまうので、肝心の酢酸も期待できません。

以上のようなわけで、本品を飲んだからといって黒酢成分が摂れるはずがない。黒酢の代わりにはならないのです。なのに、「黒酢」を名乗るなんて……。

「アミノ酸約120倍」の根拠はナンセンスな合体グラフ

本品のアミノ酸のうち、黒酢由来はごく少しだとわかりましたが、黒酢由来にこだわらないとしても、「1日分0・49g」という数値は、卵1個のアミノ酸のおよそ1／13です。こんなに少ないのに本品、〝アミノ酸のダイエット効果〟をうたい、「アミノ酸がいかに多いか」を示すキーワードとして「アミノ酸約120倍」を使っていました。

ところが、これがトンデモナイ比較から導き出されたものだったのです。

私がそれを知ったきっかけは、２０１０年の２月、ある大手新聞の一面広告でした。「本気で始めるカロリーコントロールに〝黒酢〟」との大見出しのもと、「アミノ酸含有量は約１２０倍」と書いたグラフが載っていて、それの説明文に、「『**えがおの黒酢**』で使用している黒酢は、一般食酢と比べてアミノ酸含有量が約１２０倍と非常に多く～」と。

傍線を引いたのは私ですが、この説明文は明らかに間違いです。

前にも書いたように、黒酢のアミノ酸が一般食酢よりも多いのはたしかですが、せいぜい７倍程度。「１２０倍」なんてことはあり得ない。

と思ってグラフをよくよく見ると、黒酢と一般食酢との比較ではなく、このサプリと一般食酢の比較でした。そして、「それぞれ１００g中の総アミノ酸量を比較したら本サプリは１２０倍」だと示していたのです。

考えてもみてください。１００gといえば、食酢だとカップおよそ１／２杯、本品だと３カ月分ですよ。それらを比較すること自体、ナンセンスもいいところです。

どうにも納得がいかず、えがお社に電話してみました。

すると、「黒酢が一般食酢のアミノ酸の120倍であるかのような記述」については、「当方のミス」と認め、私が指摘したことに礼を言ってくれました。しかし、このテスト結果については、「日本食品分析センターに頼んだので、間違いない」と。

分析値は間違いないとしても、こうした専門機関が、別々にテストした結果を同じグラフ上で比較することは考えられません。で、直接センターに聞いてみると、「うちは依頼品について定量値の報告をするだけ。比較まではしない」との返事。当然です。

「県（熊本県庁）の薬務課にも見てもらった」と言うのでそこにも電話すると、「たしかに当課で見た。が、『薬ではないので効果効能をうたってはいけない』という薬事法（現医薬品医療機器等法）の観点から見ただけ。『120倍』が妥当だとは言っていない」。

公的機関のお墨付きが欲しかったのでしょうが、県庁に頼むのがそもそもお門違い。

これらのことを担当者に話すと、「比較は、うちでやりました」。

つまり、こういうことだったのです。

日本食品分析センターに本サプリと一般食酢それぞれの分析をしてもらい、その2つのデータを会社が同じグラフ上で比較した。そして、その〝合体グラフ〟から導き出した「アミノ酸約120倍」が、本品広告のベースになっていたのです。

アミノ酸による「ダイエット効果」の根拠はなかった

しかも、テレビCMや広告サイトでは「アミノ酸が一般食酢の約120倍」はもちろん、ダイエット効果も大々的に宣伝。「『黒酢』に含まれたアミノ酸のメラメラパワー！」とか、「タンスの奥のジーンズが出せた！」「運動量は変わらないのに遂に出産前のスタイルに！」などなど。メラメラパワーについては火が燃えている写真も。

私はダイエット効果も信じられず、国立健康・栄養研究所に問い合わせメールを出してみました。と、回答は、「ダイエット効果があると言われている成分」について説明の後、結論は「アミノ酸にそのような効果があることを示した報告は見当たりません」。

えがお社の担当者にはこのことも話してみましたが、「検証結果がある」と言って譲らず、「当社の顧問の先生が関わったテストがある」と。

その先生というのはある大学の特任教授で、たまたま私もお会いしたことがある方だったので勇気を奮って電話してみると、

「黒酢の体脂肪軽減効果は、理論的にはあります。サプリの臨床試験もやっていて、目下論文にしているところ。ただテストなので、量は多めにしているが……」

先生が関わっての臨床試験が量を多めにしてのものだと、メーカー提示の1日摂取目安量で効果があるとは言えないはず。まして広告でダイエット効果をうたうなら、テストのときの量は、本品と同じ「1日目安量（2粒）」でやらないと意味がないと思うのです。

ともあれ本品のダイエット効果については、それから数年経った2016年3月、決着がつきました。根拠がないと判断され、消費者庁と公正取引委員会から措置命令が出たのです。

虚偽広告で儲けていた⁉

措置命令とは、景品表示法が禁じる不当表示などを行った事業者に対し、その行為の撤回や再発防止を命じるというもの。措置命令が出された際は公表もされます。不当表示と認めるに当たって景品表示法では、疑いのある表示をした事業者に裏付け資料の提出を求めることができるとされ、それを「不実証広告規制」といっています。

本件に措置命令が出たのは、消費者庁の求めで提出された資料が、先に挙げたような広告文言を裏付ける合理的根拠とは認められなかったためです。措置命令が出た数日後、主要新聞各紙に〈お詫びとお知らせ〉と題した社長名の公示が載りました。

「（略）今回の措置命令を真摯に受け止め、再発防止のため管理体制の一層の強化に努める所存でございます。何卒ご理解を賜りますよう……」と。

措置命令が出たことを知って、私は心底、やれやれ！との思い。これで大げさな広告はなくなるだろうと期待したのですが、実際はどうかというと――。

さすがに「ダイエット効果」をうたうのは止め、「アミノ酸約１２０倍」なるキーワードも見当たらなくなりました。が、今度は「いかに売れているか」という観点からの広告で、ネットには「10年連続通販売上日本一！」「販売実績６３，０００，０００袋突破！」などなど。それぞれに「2018年2月末時点」とか「2018年6月末時点」と書かれていますが、本品に措置命令が出た日付（2016年3月）を考えると、「ウソの広告をしている間にこんなに売れていた」ということ。いうなら、虚偽広告で儲けていたわけです。

それと、新しい広告で気になるのが、「黒酢のすごいパワー」として「20種類のアミノ酸入りで、9種類の必須アミノ酸も含む」と大々的にPRしていること。肉でも魚でも、当然ながらそれらのアミノ酸は含んでいます。しかも、肉や魚は「100g当たり10～20g」もあるのに、黒酢は、前記のように「100g当たりたったの1g」。そんなにも少量なのにアミノ酸組成がどうこう言っても意味がないですよね。おまけに名古屋市消費生活センターの、黒酢のアミノ酸が多いという「食酢のテスト」のグラフまで載せている。鹿児島県福山町産であることも大きくうたっている……。

これらは原料の黒酢についてであって、本サプリについてではありません。黒酢そのものとサプリとは違う。そこをよくよくわきまえておきたいですね。

アミノ酸は卵や肉、魚から

アミノ酸に関して、もし誤解している方がいるといけないので、少し触れておきます。

アミノ酸自体、特別な機能性成分というのではなく三大栄養素の１つであるたんぱく質の構成成分。言い換えれば、アミノ酸がつなぎ合わさったものがたんぱく質なのです。ですから、たんぱく質の多い食品を食べていれば、それが体内で分解されてアミノ酸となり、生命維持のためのさまざまな働きをしてくれるというわけです。

このように私たちの体にとって大事なたんぱく質ですが、日本人の摂取量はというと、これが案外というか、当然というか、毎年の国民健康・栄養調査を見ても、食事摂取基準の１日当たりの推奨量「成人男性60ｇ、女性50ｇ」を大幅にクリアしているのです。

ちなみに２０１７年の同調査では、１日当たりの摂取量は「成人男性76・７ｇ、女性64・９ｇ」でした。もちろん個人差はありますよ。でも、たんぱく質（アミノ酸）は、日本人一般に十分足りている栄養素であり、普通に食事をしていればまず問題ありません。気になるときは、たんぱく質の多い卵や肉、魚、大豆製品を意識して食べればいいこと。

黒酢や黒酢サプリは、その含有量からして期待できるはずもなく、それらがあたかもアミノ酸供給源になるかのような広告は、笑止千万です。

といって私は、黒酢そのものを否定するわけではありません。昔から言われている健康効果については科学的な実証はまだされていないし、それを期待する気もないのですが、黒酢特有のあの独特の香味は、調味料としては大変優れていると思っています。

ただ、黒酢サプリだけは正直、御免蒙りたいですね。

ちなみに値段は、1日分が約56円につくそうです。

【お断り】本項では、アミノ酸量＝たんぱく質量として書きました。たんぱく質は分解するとアミノ酸になりますが、たんぱく質とアミノ酸は分析方法が異なるので厳密にはイコールにはなりません。が、ほぼ同じと思っていいからです。

気になる商品2

『伝統にんにく卵黄』

――卵黄の量の少なさにびっくり

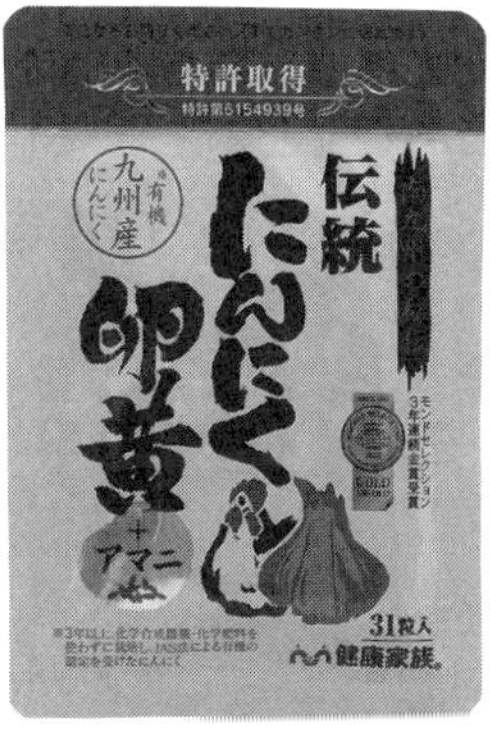

1日分の卵黄は耳かき1杯もないくらい

食材名を名乗りながらその量がごくわずかだという点では、『**伝統にんにく卵黄**』（健康家族）も同じです。

私が本品のことを調べだしたきっかけは、すぎし日、机を並べていた中学時代の友人から「このサプリ、卵黄のコレステロールはどうなの?」と聞かれたことでした。

彼は、「元気をもらいたくて飲んでいるけど、自分はコレステロールが高いので」と。

そういえば昔から、にんにくは「強壮作用がある」などと言われてきたもの。また、卵は卵で「栄養バランスのいい完全栄養食品」であり、さらに卵黄油（卵黄を長時間炒り続けてできた黒褐色の油）は、「活力が出る」「心臓病や肝臓病にいい」などと語り継がれてきたものです。で、そんなにんにくと卵黄ならいかにも元気になれそう。

と思うと、仕事で疲れ気味という彼が本品に期待するのもわかるし、「でも、卵黄のコレステロールは摂りたくない」と言うのももっともな話です。

ただコレステロールは、卵黄にはたしかに多く含まれていますが、食べ物からの摂取より体内で作られる量のほうが断然多いので、食べ物は気にしなくていいとされていま す。彼にはそのことも伝えた上で、本サプリのコレステロールについては「調べてみるね」と約束しました。

まず広告サイトを見てみると、「本物の『にんにく卵黄』はコレだ」と大きく出ていて、「これさえ飲めば元気溌剌に！」といったコピーや写真が躍っています。卵黄については「栄養価の高い飼料で育った鶏の有精卵黄」を使っているそうで、おいしそうな写真がデカデカと。ですが、コレステロールについての記述は見当たりません。

仕方なく販売元の健康家族に問い合わせると、「ごくわずかです」。数値を聞くと、

「1粒当たり0・99mg」と。

たしかに少ない。ということは、もしかして原材料である卵黄も少ない？

そんな推理が働いて、教えてもらったコレステロールの量から逆算してみると、何と本サプリ1日分（2粒）のうち、卵黄量は1個の約1／112ということに。

どう計算したかというと、卵黄（生）のコレステロールは「1400mg／100g」なので（『七訂食品成分表』より）、「卵黄（生）1個を仮に16g」とすると、卵黄（生）1個に含まれるコレステロールは16×1400／100＝224（mg）。一方、本サプリ1日分（2粒）のコレステロールは約2mg（会社が教えてくれた「1粒当たり0・99mg」×2）なので、そこから算出したのです。224／2＝112と。

あまりの少なさにびっくり。これでは、耳かき1杯もないくらい。卵黄の量がこれでは、コレステロールが少ないのも道理。納得！　です。

しかし、ここで気になるのがネーミングです。

こんな少量しか使っていないのに、ネーミングに『卵黄』の文字を入れていいのか。『にんにく卵黄』と名乗っていたら、誰しもがにんにくも卵黄もある程度の量は摂れると思いますよね。なのにこれでは、本品も「看板に偽りあり」といえそう。

と思いながら、にんにくの量も調べてみることにしました。

にんにくの量はスライス2〜3切れ分

改めてメールで、「1日2粒飲むとすると、生のにんにくと卵黄はそれぞれ何gくらいを摂取できることになるでしょうか」。

会社にそう問い合わせてみると、回答は、「当社の製品は、生にんにくをすり潰し、生の有精卵黄と合わせて低温で約12時間じっくりと練り上げて粉末化し、ソフトカプセルに詰めている。そのため、摂取量について明確にお答えすることはできかねますが、参考までに各素材の粉末量を記すと『にんにく粉末：300・8mg／2粒、有精卵黄粉末：75・2mg／2粒』となります」。

でも、これでは、生の原料としてどのくらいかはわかりません。

そこで、日をおいて電話で聞いてみると、「にんにく粉末300・8mgというのは生にんにく約８００㎎。有精卵黄粉末75・２㎎は生の卵黄１８８㎎に当たる」と教えてくれました。

生にんにく約８００㎎と言われてもピンときませんが、これは、にんにく1片を薄くスライスしたもの２～３枚になるとか。

卵黄量のほうは、コレステロール値から逆算した結果はすで書きましたが、念のため、「有精卵黄粉末75・２㎎は生の卵黄１８８㎎に当たる」ということからも算出してみると（前記のように卵黄（生）1個を16ｇとして）、卵黄1個の約1／85に。

製造工程の都合上歩留まりのことがあるので、あくまで計算値ですが、「本品1日分（2粒）のうち、卵黄はおおよそ1／１００個分くらい」だったのです。

「にんにくがスライス2～3枚」というのもごく少しという感じですが、それより何より、卵黄量のこの少なさときたら……。これが本サプリの正体です。

友人には、早速このことを知らせたところ、〝元気溌剌効果〟に期待していた彼としては『卵黄が1個の約1／１００』というのは受け入れがたかった様子で、「卵黄はもっと使っていて、コレステロールだけ除去していることはないか」と。

私もそこは気になったので会社に確認すると、「除去などしていません」。卵黄量が少ないというのは、この会社だけなのだろうか。

それが気になって、**『雪待にんにく卵黄』**の販売元やずやにも聞いてみました。まずコレステロール量については、「1日（2粒）あたりで0・779㎎」だと教えてくれました。「少ないのですね」と言うと、「コレステロールを気になさるお客様は多いですけど」。そして卵黄量について聞くと口ごもっているので、私が、この「2粒当たり0・779㎎」から算出した数値、即ち、「1日分で、卵黄は1個の約1／280分では」と言うと、対応してくれた人はちょっとびっくりした様子でした。ただ、「量は少なくても質のいい卵黄を使っている」とは言っていましたが。

この会社も、「卵黄のコレステロールだけ除去、ということはない」とのことでした。

にんにくの強壮作用の科学的根拠はまだない

ところで本品、2017年にネーミングを、**『伝統にんにく卵黄』**に小さい字で**「＋**

アマニ」と付け加えました。原材料のこめ油をアマニ油に替え、それもウリにしています。

「アマニ油は、現代人に不足しがちなオメガ3脂肪酸（α－リノレン酸）を豊富に含む。そのα－リノレン酸は、体内でEPAやDHAに変わる」として。

なおオメガ3脂肪酸とは、構造上「n－3系脂肪酸」とも呼ばれるもので、体内で合成できない必須脂肪酸。EPAやDHAは、生活習慣病の予防改善に役立つといわれている栄養素です。しかし本品、アマニ油を大いに広告しているものの、どれだけ配合しているかについては書かれていない。多分、卵黄同様、微々たる量なのでしょう。

とはいえネット広告では、笑顔で元気一杯の家族の写真とともに、「良質な『有機にんにく』と『有精卵黄』『アマニ油』の3つの素材をこの1粒に！　だからパワーが違います！」。「お喜びの声、続々！」との体験談も載っていて、とにかく売る気満々という感じです。

一方でこの会社、同じ『**伝統にんにく卵黄**』を名乗る商品で、「機能性表示食品」にしたものも出しています。こちらはアマニ油ではなく、従来通りのこめ油配合で。

にんにく食品としての機能性表示食品は、本品が「日本初」なのだとか。それにしてはパッケージも地味で、「血圧が高めの方」との文字は目立つものの、ネーミングの文字も小さく、広告もちょっとだけ。こちらは売る気があるのか、という感じです。

ちなみに「機能性表示食品」とは、207頁で別途説明していますが、「体にこのように役立つ」ということを表示できる制度です。ただし、事業者責任で表示するとあって、健康効果を科学的に証明する根拠が必要とされます。本品の場合、最終製品を使った臨床試験の結果を根拠として届け出ており、届出表示は、「本品にはGSAC（γ-グルタミル-S-アリルシステイン）が含まれるので、血圧が高めの方に適した機能があります」と。GSACとは、にんにくの有用成分とされるアリシンなどのもととなる重要な成分。にんにく製品を評価する場合、これがどのくらい含まれているかが1つの目安になります。

ところで、機能性表示食品のことで、あなたは、ちょっと意外に思われたのではないでしょうか。

『にんにく卵黄』といえば、〝元気溌剌効果〟がウリのはずなのに、機能性表示食品のほうは「血圧対策」を機能としています。しかも、アマニ油を新配合したメインの品のほうを機能性表示食品にせず、以前からのこめ油配合品を機能性表示食品にしている。

この辺の事情は、会社の品質管理の方に話を聞いてわかりました。

「こめ油配合品で以前、血圧対策をうたって機能性表示食品として届け出たものもある。で、メインのアマニ油配合のほうも、臨床試験をすれば血圧対策については間違いなく機能性表示食品にできるだろうが、『にんにく卵黄』に多くの人が期待するのは〝元気溌剌〟機能なので、多大なお金をかけて臨床試験をしようとは思わない」。

つまり、**『伝統にんにく卵黄』**の最大のウリは〝元気溌剌〟なので、なまじ機能性表示食品にして血圧対策をうたうと、肝心の〝元気溌剌〟イメージを打ち消すことになると判断したらしいのです。

であれば、〝元気溌剌〟機能を検証して機能性表示食品にすればいいのに。と思ったのですが、それは素人考えのようで、この機能は検証すること自体、大変難しいことなのだとか。そういえば国立健康・栄養研究所の素材データベース（以後、略して「栄研のデータベース」と書く）でも、「にんにくで有効性が示唆されているのは、高血圧、加齢に伴う血管の弾力性の低下抑制など」で、強壮作用関連のことについての検証結果はないようでした。

データがないからといって、昔から言い伝えられてきた効果を否定するつもりはないのですが、本品の値段は31粒入りで1袋1382円。1日1粒だと約45円、1日2粒飲むと約90円。「いかにも高い！」という印象です。

そこで思い出すのは、ある定年退職後の男性と話していたときのシーンです。「毎日『にんにく卵黄』を飲んでいる」と言うので、つい「にんにくはにんにく、卵は卵として食べるのではいけませんか」と言ってしまいました。と、このお方、びっくりしたような顔をして、「そ、そういえばそうですな」。

サプリだとカプセル状のせいか、何となく効くと思っていたとのことです。

ところで本品、メインの品も機能性表示食品のほうも、GMPマークが付いています。GMPとはGood Manufacturing Practice（適正製造規範）の略で、製造のすべての過程において工場が適切な製品作りをするための管理基準のこと。

認定機関が2つあるうちの、本品を認定している（公財）日本健康・栄養食品協会に聞くと、「会社から製品設計図を出してもらい、この管理基準に合っているかを審査して認定する」。したがってこのマーク付きであれば、品質的には信頼できるとされています。

ただ、あくまでも品質保証マークであり、効果の有無とは関係ないので念のため。

原材料に重量比が書かれていれば……

卵黄量のことで、付け加えておきます。

本品の〈一括表示〉を見ると（メインのほう）、「名称：にんにく含有食品」で、「原材料名：にんにく卵黄末（にんにく・有精卵黄（卵を含む））、アマニ油、デンプン／グリセリン、ゲル化剤（カラギナン）、増粘剤（ミツロウ）」となっています。

傍線を引いた箇所を見てください。にんにくと卵黄を別にせず、「にんにく卵黄末」という「複合原材料（複数の材料をまとめたもの）」に仕立ててそれが一番はじめにきています。

このように最初に「卵黄」の文字が出てくると、卵黄も多いと思ってしまいますよね。

そういえば前項の**『えがおの黒酢』**も、「原材料：黒酢濃縮粉末（黒酢、米粉、米エキス）」と書かれており、これも、黒酢が多いと錯覚しがちです。

法的にはこの書き方で問題ないのですが、これでは、使用重量の多い順に書くという原材料表示の決まりに合っているとは思われません。

ＥＵ（欧州連合）のように、主要原材料の重量比率（％）の表示が義務づけられると、卵黄や黒酢の量がわずかなのも一目でわかるのですが。

後日談があります。

本項では、**『にんにく卵黄』**と名乗りながら実際の卵黄量が少ないのに驚き、「『看板に偽りあり』といえそう」と書きました。

前出の会社の品質管理の方にこのことを話してみると、「卵黄が少ないのは事実で、本品は鹿児島の伝統的な作り方を踏襲していて卵黄はつなぎの役割をしているだけ。でもネーミングは、昔の呼び名をそのまま使わせてもらっているのです」。

なるほど、これでよーくわかりました。

本品ネーミングの『**卵黄**』の文字は、「栄養満点。活力アップ」なる卵黄のイメージを利用しているだけで、〝卵黄効果〟は期待できないということが。

この章のポイント

食材名を名乗っているサプリは、そのネーミングから食材成分がたっぷり入っているように思いがちだが、あまりに量が少なく食材そのものの代わりには、到底なり得ない。広告も大げさで眉唾もの。原材料欄の「複合原材料（複数の材料をまとめたもの）に仕立てた表記」にも惑わされないように。本来の食材を摂取するのがお勧め。

第４章

〝効果抜群〟をうたうダイエットサプリ

一般に、痩身効果がありそうなことをウリにしている食品を「ダイエット食品」と呼んでいますが、そうした食品の多いこと、大げさ広告の目立つことときたら……。ネーミングも、効果をアピールすべく、ズバリ『ダイエット』を冠したものもあれば、明らかにダイエット効果を示唆しているものもあります。

何をもって「ダイエット」と称していいかについては明確な定義もなく、規制もありません。だからといって、「こんなネーミングでいいの？」といった食品も多いので、本章では、そうした中から『**ダイエットパワー**』と『**メタバリアS**』という2つのサプリを取り上げ、ネーミングのあり方や広告との付き合い方も考えてみたいと思います。

さらに【付】として、大量処分が出た、葛の花由来イソフラボン配合の機能性表示食品を取り上げてみます。国の制度である機能性表示食品なのに、広告だけでなくネーミング、キャッチコピーともに問題あり、なので。

本題に入る前に、ダイエットサプリの現況について。

【お断り】 ダイエットサプリも食品の範疇ですが、本書では、形態が薬に似た錠剤やカプセル状のものをとくにダイエットサプリとし、食品形態のものをダイエット食品（第５章）として書きました。また、「糖の吸収を抑える」とか「内臓脂肪を減らす」をキャッチコピーにしている機能性表示食品は、厳密にはダイエット食品ではありません。直接、痩身効果につながらないからです。でも一般にはダイエット食品と思われており、実際に錠剤やカプセル状のものが多いので、サプリの仲間として本章で取り上げました。

ダイエットサプリの現況——目に余る虚偽誇大広告

ダイエット食品の中でもとくにダイエットサプリは、飲むだけでいとも簡単に痩せられるかのような表示広告が多いですよね。

消費者庁は、ダイエット食品に対して措置命令を出しており、その数は２００９年に消費者庁が発足して以来、２０１９年3月までに44件に上るそうですが、そのほとんどはダイエットサプリのようです。

なお措置命令とは、前章『**えがおの黒酢**』の項にも書いたように、景品表示法に基づく行政処分で、不当表示があった場合、その行為の撤回や再発防止を命じるというもの。

対象になった品は、いずれもウェブサイトなどの痩身効果に関する表示広告が根拠のないものだったとして、景品表示法違反（優良誤認）と見なされたためです。

当の会社はもちろん業界全体で襟を正すべきですが、こうした品に関心を持つ人・買う人がいる限り、行政と事業者の〝いたちごっこ〟は続くのかもしれません。

それにしても私が心底驚いたのは、措置命令が出たダイエットサプリの売り上げです。どれも億単位、なかでも２０１３年12月に措置命令が出た**『夜スリム トマ美ちゃん パワーアップ版』**（コマースゲート）に至っては、その前の2年間で何と、約50億円の売り上げだったとか。大枚をはたく人がいかに多いか、ということです。

このような事態を重く見た消費者庁は、２０１４年6月、「消費者の皆様へ（健康食品の表示について）」と題したリーフレットを出しました。内容は、措置命令で問題となった広告表現の実例や専門家のアドバイスなどをまとめたもので、一般消費者が虚偽誇大広告に引っかからないための注意喚起版です。5年近く前のものですが、今でも十分、通用する内容なので、一部を抜粋して紹介しますね。

1. 問題となった広告表現
景品表示法に基づく措置命令（行政処分）の対象事例

○決して食事制限はしないでください。このバイオ菌が恐ろしいまでにあなたのムダを強力サポート

○食べたカロリー・溜まったカロリー なかったことに…

○もうリバウンドしない『理想の姿』になりたい!!

○私たちはたった1粒飲んで 楽ヤセしました!!

○寝ている間に勝手にダイエット!?

○寝る前に飲むだけで努力なし!?

○えっ!? 普段の食事のままで…!

○カロリーを気にしないって幸せ!

これらは、いずれも、表示内容を裏付ける合理的な根拠をあらかじめ有していなかったことから、不当な表示とみなされました。

2. 健康食品に関する専門家の意見

○食事制限も運動もせず、楽して痩せることはあり得ません。

○もっともらしい体験談に気をつけましょう!

○もっともらしい試験結果にも気をつけましょう!

○バランスの良い食事、適度な運動。それが健康の保持増進の大原則!

「消費者の皆様へ（健康食品の表示について）」より一部抜粋
問い合わせ先／消費者庁表示対策課食品表示対策室

なお、このリーフレットは、題名を入れて検索するとウェブサイトでも見ることができます。

ダイエットサプリのネーミング

表示広告に問題表現が多かったのは、やはりダイエットサプリのようです。

そのダイエットサプリ、ネーミングにも問題表現、大あり？と思ったので、あるとき（2018年10月）、私の住む市内のコンビニとドラッグストアで売られていた品と、ネット広告で気になった品をメモしてみたら、次の通りです。

【気になるネーミングあれこれ】

1『**ダイエットパワー**』、2『**キトサンアフターダイエット**』、3『**ザンシゲンダイエット**』、4『**夜遅いごはんでもDIET**』、5『**リポサンウルトラダイエット**』、6『**トマトリコピンダイエット**』、7『**フォースリーDiet**』、8『**主食ブロッカー**』、9『**ニ**

ユースリム』、10『**パーフェクトスリム**』、11『**すらっと宣言**』、12『**ノンカロッタ**』、13『**カロリー気にならないサプリ**』、14『**スリムアップスリムカロリーアタック**』、15『**今日から寝るだけ**』、16『**なかったコトに！**』、17『**メラメラシェイプ**』、18『**カロリストン**』、19『**カロピタスリム**』、20『**カロリミット**』、21『**メタバリアS**』などなど。

※18『**カロリストン**』と19『**カロピタスリム**』には、２０１４年9月に措置命令が出ている。
20『**カロリミット**』と21『**メタバリアS**』は、機能性表示食品の届出をしている。

21品の内訳としては、ズバリ、『**ダイエット**』を冠した品が7品、明らかに効果を示唆していると思われる品が14品でしたが、どれもこれも〝ダイエット効果抜群〟といったネーミングばかり。よくも考えたものと感心しますが（笑）、ともあれこうしたネーミングが堂々とまかり通っているのが現状なのです。

21品の原材料欄を見ると主成分とおぼしきものはいろいろで、例えば、コレウスフォルスコリ、カルニチン、白インゲン豆、キトサン、ギムネマ酸、ギムネマ・シルベスタ、サラシアなどなど。またこれらを複数配合している品もあります。

肝心の効果はどうか。それぞれについて栄研のデータベースで調べてみると、例えばギムネマ酸の場合は、「『ダイエット効果がある』『糖の吸収を抑える』などと言われているが、有効性に関する信頼できる十分な情報は見当たらない」となっています。

他の場合も、表現は違っても結論は似たり寄ったりで、つまるところどれも、「俗に、そのように言われているが、しかとした検証結果はないようだ」ということです。

サプリというのは、主成分（2種、3種を使っているものもある）にいくつかの配合剤をプラスして製品化しているわけですが、医薬品ではなくあくまで食品の範疇。したがって、医薬品的な効果効能をうたうことは医薬品医療機器等法（旧薬事法）で禁じられています。ということは、痩身効果をうたっていると思われるこれらのネーミング、その法律に抵触するのでは。監視指導はどうなっているのだろう。

それが気になって調べてみると、過去にこういう指導があったのを知りました。

２００７年４月、厚生労働省（医薬食品局監視指導・麻薬対策課）がサプリの商品名変更を指導したのです（各都道府県に通達。「いわゆる健康食品について」）。

聞けば、「あくまでも医薬品医療機器等法（旧薬事法）の観点から」だそうですが、その中で医薬品的な効果効能を暗示する商品名として62品が挙げられ、うち56品が大手3社だったので、その3社に対して変更を指導したというもの。

このことは業界では周知のはずですし、意識もしているはずなのですが、前記の21品を見る限りそのときの指導が奏功しているとは思えません。

それはそうと、私は、「ネーミングはもっぱら景品表示法で〜」と聞いていたので、管轄は消費者庁、とばかり思っていたのですが、厚生労働省が動く手もあるのですね。

まぁ、どこの省庁がどんな法律に基づいてやろうと結果がよければいいわけで、いえ、省庁同士が連携して事に当たるのが一番望ましいのでしょうが、私の一番の願いは、ネーミングに特化した規制を！ということ。ここでもそれを、声を大にして言いたい！

気になる商品1

『ダイエットパワー』

――「1粒飲むだけで痩せる」の根拠はゼロ

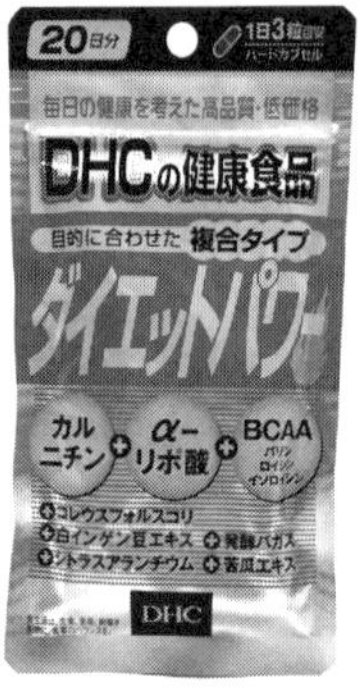

ひときわ目立った「簡単に痩せる」の大げさ広告

そうしたダイエットサプリの中で、店頭でも、ネットでも、ひときわ目立ったのが『**ダイエットパワー**』（ＤＨＣ）です。しかもこの品、前記厚生労働省からの通達で問題商品名として挙がったうちの1品で、この会社は指導を受けた大手3社のうちの1社でもあります。命令ではなく指導なので、無視してしまったのでしょうか。

ともあれ本品、ネーミングはダイエット効果をズバリうたっていますし、ネット広告も強烈でした。「でした」と過去形で書いたのは、冒頭に書いた消費者庁のダイエット食品に対する措置命令や注意喚起文のことを気にしてか、このところ以前のような強烈な広告は控えた感じですが、何年もの間、その強烈ぶりは目に余るというか。私は、これぞ措置命令の第一候補と思っていたほどです。

例えば、ネットのスポット広告では、「体重90kgだった私が……!?」とあってランニング姿のメタボ男性の「使用前・使用後」の写真があり、下にある「コレを1粒飲むだけ……」をクリックすると「男もヤセたい時代がついに来た!」との大見出しのもと、「燃やす効果を徹底サポート」「ダイエット強力成分の『いいとこどり』です!」「我慢ばかりのダイエットから解放!」などなど。それこそ〝おいしい言葉〟のオンパレードでした。とくに問題だと思ったのは、「1粒飲めばOK」と盛んに言っていたことです。1粒飲むだけで痩せるなんてことはあり得ないのに。

2014年に出た前記の消費者庁のリーフレットの中に、「問題となった広告表現」として「たった1粒飲んで 楽ヤセしました!!」と書いてありましたが、本品のネット広告では、この「1粒飲んで……」が目立つように写真入りで、長いこと続けられていました。それを止めた後でも、ネット広告のあるページに載っていた文言はこうでした。

「その名の通り、ダイエットに特化したサプリ！　1粒凝縮タイプのサプリなので、基本的にはコレを1つ飲めばOKです」と。おまけに体験談も「だからリピーターは増える一方！」として「痩せた！」「これもダイエットパワーのおかげ！」だそうで、写真入りでリアルなものもいくつか。

その後、強烈な広告は控えるようになってきて、最近は、「10種の成分をまとめて摂れる。多角的なアプローチで効率ダイエット」がキャッチコピー。「注目成分10種。アミノ酸や食物繊維なども含まれた、この10種の成分をたった1粒に凝縮したことで、手軽にバランスよくダイエット成分を補えます」と大分おとなしくはなりましたが、「効率ダイエット」とか「ダイエット成分」など、定義や規制のないダイエットの用語をうまく（？）使っている感じです。ちなみに〈一括表示〉は、「名称：コレウスフォルスコリエキス末含有食品」で、「原材料：コレウスフォルスコリエキス末（マルトデキストリン、コレウスフォルスコリ抽出物）、白インゲン豆エキス末、発酵バガス、苦瓜エキス末、シトラスアランチウムエキス末、ゼラチン、L-カルニチンフマル酸塩……」と続きます。

製品のダイエット効果の裏付けデータはない

原材料欄の筆頭に出ているコレウスフォルスコリは、栄研のデータベースでは、「亜熱帯地域を原産とするシソ科の多年草（中略）、インドでは食用のほか古くから民間療法で用いられてきた。俗に『呼吸器によい』『血圧によい』『目によい』『ダイエットによい』などと言われているが、ヒトでの有効性については信頼できる十分なデータは見当たらない」と。白インゲン豆は、インゲン豆の抽出物として「ヒトでの有効性については十分な情報は見当たらない」。L‐カルニチンも、「信頼できる十分なデータは見当たらない」とあります。表現は若干違いますが、どの成分に関してもダイエット効果を実証するデータはなさそうなのです。

ところが、ＤＨＣ社の健康食品相談室に聞くと、「社内で、主成分のコレウスフォルスコリについてはテストしている。『8週間で体脂肪と体重の減少が見られた』との結果がある」。ただ、「製品についてはやっていない」とのこと。

そう言いながら、「脂肪の燃焼を助ける働きのある成分がいろいろ入っているので」と効果を強調。もっとも、「これだけで痩せるわけではなく有酸素運動を併用するのがお勧め」と言い添えてはいましたが。

いずれにしろ、製品についての臨床試験こそ会社でやらないといけないのでは。もし消費者庁からデータの提出を求められたらどうなのでしょう。

肝心の、この『**ダイエットパワー**』というネーミングについても聞いてみました。すると、「体重を減らす手伝いをするものなので、よりわかりやすくということで名付けた。行政なりの判断はあるでしょうが、変更の指導を受けたことはない」とのこと。

前記厚生労働省の商品名変更指導は、やはり徹底していなかった?

ともあれこのネーミング、私には不当表示(優良誤認)と思われてならないのです。

実は、前記のような会社とのやりとりは2年以上前のこと。その後私が電話すると「若村サンからの電話は受けないことになっているので」と即座に切られてしまいます。かなりのクレーマーとしてブラックリストに載っているのでしょうね。

気になる商品2

『メタバリアS』

——ダイエット食品から機能性表示食品へ移行したが

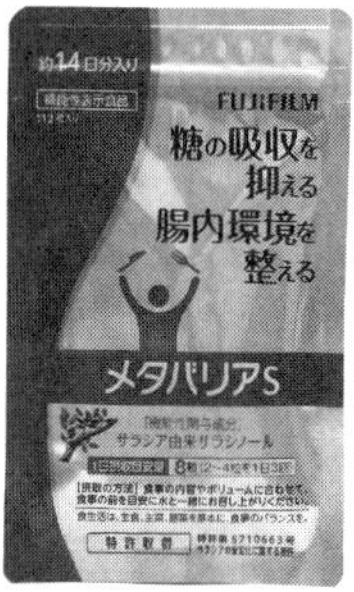

ネーミングの意味は「メタボをバリア」ではないと

『メタバリアS』（富士フイルム）は機能性表示食品なので、最初にお断りしたように、厳密にはダイエット食品ではありません。が、機能性表示食品として届け出る前は、まさしくダイエット食品として売っていました。そのためか、広告は未だにそれを踏襲しているきらいがあり、また消費者も、ダイエット食品として受け止めているのでは。だいたいネーミングからしてダイエット食品風です。

実は、私自身、ネーミングの**『メタバリア』**の意味を「『メタボ』を『バリアする』」

ことだと思い込んでいました。ところが、念のため会社に聞いてみると、「『メタ』はギリシャ語で『超越する』という意味。つまり、強い防御力があるということ」だとか。そして、「主成分のサラシアが食事から入った糖の吸収をブロックするので」。つまり「メタバリアとは、糖の吸収を強くバリアするという意味」で、「メタボをバリアする、では断じてない」と言うのですが。

でも、私のように、メタボを連想する人は多いでしょうね。

ちなみに本品、発売したときのネーミングは『**メタバリアNEO**』でした。それが2015年1月に『**メタバリアスリム**』になり、2017年3月に今の『**メタバリアS**』に変わったのでした。『**スリム**』がついていると、まさに「ダイエット効果あり」という感じで、機能性表示食品にしてからはさすがにまずいと思ったからでしょうが、そもそも『**メタバリア**』と名付けたことからして、「メタボをバリア」と思ってくれる人が多いのを期待していた？

ところで本品、前述したように機能性表示食品です。

機能性表示食品とは事業者責任で「体にこのように役立つ」といった表示ができるというもの。ただし事前に、健康効果を科学的に証明できる書類を消費者庁に届け出るのが決まりです。しかも表示には、トクホ同様、決められた事項を書くようになっており、本品の場合、次の通りです。

「**届出表示**：本品にはサラシア由来サラシノールが含まれます。サラシア由来サラシノールは、食事から摂取した糖の吸収を抑える機能性が報告されています。さらに、おなかの中のビフィズス菌を増やして、腸内環境を整える機能があります」

「**機能性関与成分**：サラシア由来サラシノール」

機能性関与成分とは、機能性表示食品にするための根拠となる成分ですが、本品が２０１５年８月、最初に届け出たときの機能は、「糖の吸収を抑える」だけでした。ところが機能性関与成分は同じまま２０１６年９月に再度届け出ており、今度は、前記のように「腸内環境を整える」という機能を付け加えたのです。

ただし本項では、最初に届け出たときの「糖の吸収を抑える」機能を主に書きますね。

気になる広告表現

冒頭に書いたように本品、機能性表示食品の届け出をする前はダイエット食品として売られていました。その頃の新聞広告（2014年）を見るとそれこそバリバリにダイエット食品という感じで、「目標マイナス3kgダイエット」との大タイトルのもと、「今日からダイエットをやるぞ宣言！」「頑張らないダイエットをしっかりサポート！」と。

ところが、届出表示には、ダイエットについて言及した文言は見当たりません。

そう、痩身効果というのは医薬品的効果効能に当たるので、機能性表示食品ではそれをうたってはいけないとされているからです。

そして最近の新聞一面広告では、大きな文字で「糖の吸収を抑える」と書かれ、「腸内環境を整える」のほうは少し小さく。そして、「2つの機能性を持つ機能性表示食品は日本初」として、「『ご飯や麺類が好き！ 甘いものが好き！ 糖質オフをがんばりたい！ 腸内環境もすっきりしたい』という方におすすめ」と。サラシノールの働きについては、糖の吸収が抑えられるメカニズムなどを図解で説明しています。

ネットの広告サイトもほぼ同じですが、気になるのは、随所に出てくるダイエット効果を想定させる表現です。「『昔と比べ、食べたものが体に付きやすい……』『体重が落ちづらい……』一つでも心当たりがある方」とか「糖質の取り過ぎは脂肪として蓄積されるため肥満や生活習慣病に～」などなど。

ネット検索では、「メタバリアSを自腹購入して体験した私。飲み始めて２週間でマイナス１・５kg減」とか「２週間飲んだら１・１kg痩せた」など、これも広告のよう。また、「富士フイルムヘルスケア未来研究所」というサイトでは、「肥満傾向にある男女にサラシア含有サプリメントを摂取していただいた結果」として、「体重がこう減った、メタボにも効果があった」などとグラフでも示している。

実際の広告は、このようにまだダイエット効果をうたっています。機能性表示食品にしたからといって、急に方向転換はできにくいのでしょうね。

ところで、本品の〈一括表示〉は、「名称：サラシア濃縮エキス加工食品」で、「原材料名：難消化性デキストリン、サラシア濃縮エキス、赤ワインポリフェノール、クロム含有酵母／結晶セルロース、緑茶抽出物、炭酸カルシウム、ステアリン酸カルシウム、微粒酸化ケイ素、光沢剤、酵素処理ルチン」となっています。

これを見てちょっと意外だったのは、青汁にもよく配合されている、例の難消化性デキストリン（86頁参照）が一番多いことです。

難消化性デキストリンは、効用として整腸作用及び食後血糖値や食後中性脂肪の上昇抑制が認められているので、本品にそれが多いということは、それの効果もプラスされているはず。体験談で、「お腹がゆるくなった」とか「お腹の調子がよくなった」というコメントが多かったのも、〝難消化性デキストリン効果〟という気がしてなりません。会社に聞くと、「〝サラシア効果〟によるもの」と言うのですが……。

糖の吸収を抑制＝ダイエット効果ではない

では、肝心の、機能性関与成分サラシアの効果はどうなのでしょう。

栄研のデータベースを見ると、「サラシアはインドの伝統医学（アーユルヴェーダ）で利用されてきたハーブのひとつ。俗に『血糖値を改善する』『体脂肪を低下させる』と言われているが、ヒトでの有効性については調べた文献中に十分なデータは見当たらない」と。

しかし本品、機能性表示食品であるということは、それなりの根拠があるはず。と思って、機能性表示食品の届出情報が開示されている消費者庁のウェブサイトを見てみると、次の一文が。

【糖の吸収を抑える機能性】について、「サラシアエキスを含む食品を摂取すると、糖の吸収を抑制することにより食後血糖値上昇が抑えられることがわかりました」と。

でもこれは、この会社が実際に臨床試験をした結果ではなく、研究論文を調べた「研究レビューによる評価」で、しかもたった2報の文献検証によるものだとか。おまけにこうも書かれていました。「科学的根拠の質：この研究レビューには、いくつかの限界があります。（中略）研究間のバラつきや精確さを評価するのが難しい面もありました」と。

こうしたことから、私などが見ても、科学的根拠のレベルは低いといえます。

ダイエット効果については、「届出表示にそれに言及した文言がない」とは前に書いた通りですが。「糖の吸収を抑制する＝ダイエット効果がある」といえるのか。

問題はそこです。で、富士フイルムに聞いてみると、商品企画の担当者は「食後血糖値の上昇は抑えられるが、ダイエットに直接効くことはない」と。

また広告の担当者は、「最初から『ダイエット効果あり』とは言っていない。機能性表示食品になってからはなおのこと、そこは厳しく線を引いています」。

つまり、ダイエット効果までは無理だということ。しかもそれをうたうと、消費者庁から注意が、と意識しての発言と思われます。

ダイエット効果をグラフでまで示していた前記「富士フイルムヘルスケア未来研究所」のサイトについて聞くと、「当社の管轄外で、第三者がやっていること。責任は持てない」。そして、「ただこの研究所は会社の研究内容をわかりやすく伝えるサイトで、あくまでも『サラシア』として書いているのであり、商品名は出していないはず」。

うーん、言い訳としか思えません。

それはそうと、本品を機能性表示食品に仕立て上げる前に出していた、新聞の、あの派手派手しいダイエット広告は、全部ウソ？　消費者をだましていたということ？

以上、「糖の吸収を抑える」機能について書いてきましたが、後から届け出たもう１つの機能「腸内環境を整える」についてはどうでしょう。

消費者庁のウェブサイトに、こう書かれています。

「臨床試験（最終製品を用いた）をしたところ、本品摂取４週間後、ビフィズス菌の増加がみられました」とあり、この機能については「信頼性が高く、科学的根拠の質は十分であると考えました」と。

この試験のとき、原材料として一番多く配合している難消化性デキストリンがどう作用したかがやっぱり気になるのですが、それはわからずじまい。

いずれにしろ本品、「腸内環境を整える」機能はたしかにあるようですが、「糖の吸収を抑制する」機能については、効果といってもたいしたことはなさそう。ましてそのことが、ダイエットに直接つながるわけではありません。そこを勘違いしないように。

ちなみに本品、１日当たり１５０円以上につきます。

【付】

機能性表示食品にも措置命令

――葛の花由来イソフラボン配合のサプリに

裏付けのない広告を出していた

ダイエットを大々的に宣伝していた『**メタバリアS**』が、機能性表示食品にしてからそれをうたえなくなった、と書きました（実際はまだうたっている広告も見かけるが）。機能性表示食品といえば、この措置命令に触れないわけにはいきません。

措置命令は、ダイエット食品、とくにサプリには以前から出ていましたが（119頁参照）まさか国の制度である機能性表示食品にまでは……と思っていたら、2017年11月、ついに出たのです。それも、葛の花由来イソフラボンを配合した機能性表示食品16社（19商品）に、です。

機能性表示食品ではじめてのケースで、一挙にこんなに多くというのもはじめてだとか。

機能性表示食品は、事前に、しかるべき書類を消費者庁に届け出ることから、健康効果の裏付けのない普通の健康食品よりは信頼できるはずですが、この件は届け出内容の「内臓脂肪を減らす」機能を超えて、運動や食事制限なく痩せるかのような広告を出していたというもの。つまり広告内容が、措置命令が出るほどにひどかったわけです。

商品の一つ『**葛の花イソフラボン貴妃**』（太田胃散）のネット広告、その一部を抜粋すると――。

「ギュッとスリムウエストサポート」として細身の女性のウエストにメジャーを巻き付けた写真を載せたり、「本気で脂肪と向き合う実感型ダイエット」として体重やお腹の脂肪を減らす機能性表示食品とも書いたり、さらに「きつい運動や食事制限……そんな我慢はもういらない！」としてペットボトルを持っている写真とドーナツを食べる写真と一緒に、「運動×食事制限　しなくても！　皮下脂肪　内臓脂肪に強力アプローチ！」と記載。また体重計に乗った写真と腹部の肉を両手でつまんだ写真とともに、「年々増える体重が……」「お腹周りが、やばい……」などなど。

画像でお目にかけられないのが残念。まさに痩身効果そのものをアピールするものでした。措置命令となったのは、消費者庁の求めに応じて提出された資料が、これらを裏付ける合理的な根拠を示すものとは認められなかったということ。

措置命令が出た何日か後、新聞の広告欄や会社のホームページに〈お詫びとお知らせ〉と題した社長名の公示が載りました。この、太田胃散の場合、「(略)あたかも、対象2商品を摂取するだけで、誰でも容易に、内臓脂肪及び皮下脂肪の減少による、外見上、身体の変化を認識できるまでの腹部の痩身効果が得られるかのようにしめす表示をしていました。(中略)今回の措置命令を真摯に受け止め~」と。

その後、措置命令が出た16社のうち9社に対して、課徴金納付命令も出ました。

課徴金というのは、2016年4月1日施行の改正景品表示法で導入されたもので、措置命令が出た場合、最大で過去3年分の売り上げの3%を納入するというもの(売り上げ額5000万円以下は免除)。本件の場合、課徴金の額は9社合計で1億1088

円でした。

思えば、２年間で約50億円もの売り上げだった前記『**夜スリム トマ美ちゃん パワーアップ版**』に措置命令が出たのは、２０１３年でした。課徴金の導入がそれより前だったら、この会社が納めるべき課徴金の額は……。

なんてつい考えてしまいますが、それはそうと、この葛の花由来イソフラボン配合商品の広告はほんとうに目に余るものでした。で、実はこの私、２０１６年の９月にある商品について、消費者庁食品表示対策室に情報提供をしたことがあります。「広告が、これこのように虚偽誇大。機能性表示食品なのを錦の御旗にしているのも問題では」と。

こうした意見は、私のみならず、大勢の人から寄せられていたことでしょう。

ともあれ一度にこれほどの大量処分というのは、担当官たちも見るに見かねた結果と思われます。ふだん行政には不満の多い私も、このときばかりは大拍手！でした。

機能性表示食品には「届出等に関するガイドライン」のほか守るべき決まりもありますが、本件は広告規制がいかに緩いかを示す例で、制度自体のあり方が問われる話です。

機能性表示食品なのにこのネーミングとは……

ところで、大量処分が出た本件、ネーミングもかなり問題。

あれほどの行きすぎ広告をしていたということは、もしかしてネーミングも、と思って調べてみたのです。すると、19品中13品が〝ダイエット効果抜群〟ネーミングで、よくもまあ！　と思うものばかり。前に（122頁）、市内の店やネット広告で調べた「気になるネーミング」を書きましたが、こちらも負けず劣らずです。しかもこちらは、国の制度である機能性表示食品なのに。

【措置命令が出た19品中の気になるネーミング】

1『**葛の花イソフラボン ウエストサポート茶**』、2『**葛の花減脂粒**』、3『**青汁ダイエットトン**』、4『**ウエストシェイプ**』、5『**葛の花ウエストケアタブレット**』、6『**葛の花ウエストケアスムージー**』、7『**葛の花ヘルスリム27**』、8『**メディスリム**』、9『**シボ**

ヘール』、10『**onaka（おなか）』**、11『**slimfor（スリムフォー）』**、12『**ヘラスリム』**、13『**お腹の脂肪に葛の花イソフラボンスリム』**

さらに〝おまけ〟があります。

この13品のパッケージを調べてみたら、うち10品のキャッチコピーが〝言い切り型〟だったのです。〝言い切り型〟というのは、本来なら「〇〇を減らすのを助ける」というところを「〇〇を減らす」などといかにも効きそうな断定的な表現を指しますが、本件の場合、次のようでした。

◆お腹の脂肪を減らす　◆体重やおなかの脂肪を減らす　◆内臓脂肪を減らす　◆皮下脂肪と内臓脂肪を減らす　◆内臓脂肪　皮下脂肪　ウエスト周囲径を減らす　◆体重・お腹の脂肪（内臓脂肪と皮下脂肪）・ウエスト周囲径を減らす、などなど。

このうち、一番多かったのが「お腹の脂肪を減らす」で、４品もありました。

ネーミングで〝ダイエット効果抜群〟をうたい、おまけにキャッチコピーで「お腹の脂肪を減らす」とうたっていたら、誰だって痩身効果を宣伝していると思いますよね。

こうした〝言い切り型〟キャッチコピーに対して消費者庁は、警告を発しています。

2016年6月に出した〈健康食品に関する景品表示法及び健康増進法上の留意事項について〉（食品表示対策室発行）の冊子の中で、機能性表示食品については、「届出内容を超える表示は虚偽誇大表示等にあたる恐れがある」として。

こうした表示をしている当事者である会社に聞くと、「機能性表示食品として消費者庁に届け出るとき、表示見本も付けたが、この書き方で何も言われなかった」と。

その届け出を受理する食品表示企画課に聞くと、担当官いわく「うちはお預かりするだけ。書類の形式さえ整っていればいい。パッケージもセットで」。そして、「機能性表示食品というのは、あくまでも届け出制。表示も、ガイドラインは守ってもらうが、後は事業者さんの判断で～」。

肝心の、そのガイドライン、ネーミングはおろかキャッチコピーについて触れた文言も見当たりません。つまり機能性表示食品というのは、機能性成分の検証もそうですが、表示広告に関することも事業者の裁量に任されており、消費者庁は内容的なチェックなしで単に預かるだけなのです。ただ事後的な対応、即ち、監視指導は「他の食品同様、食品表示対策室のほうで」とのことですが。

今後の対策としては、やはりガイドラインで表示広告規制を。またガイドラインには、ネーミングやキャッチコピーについての決まりも盛り込むこと。そして消費者庁は、届出書類を受け付ける段階でそれらのチェックを厳しくすることも必要だと思うのです。

ともあれ機能性表示食品、消費者庁はただ受け付けるだけ、という制度自体の見直しこそ、という気がしてなりません。

この章のポイント

ダイエットサプリは、虚偽誇大広告だらけ。ネーミング自体、〝ダイエット効果抜群〟をうたったものが多いが、成分についての検証もまだ不十分。どんな場合も、「食事制限も運動もせずラクして痩せることはない」ことを肝に銘じておこう。機能性表示食品に仕立てたものでも、広告はもちろん、ネーミングやキャッチコピーも鵜呑みにはできない。

コラム

サプリメントと薬はこう違う

日本の今の法律では、健康食品（サプリも）は食品の範疇。薬ではありません。

薬であれば、有効性や安全性の試験がガイドラインにそって行われ、製品を用いた病気の治療・治癒効果が確認されていますが、健康食品にはそうした検証義務はありません。したがって、成分はもちろん製品についても科学的な実証データが乏しく、効果も害もわからないのが実情です。品質的に問題のあるものも多く、国民生活センターのテストでは、有効成分がほとんど含まれていなかったり、アレルギー物質や農薬が検出されたり、また胃の中で溶けにくく、吸収されにくいと思われる品も相当数あったそうです。それと健康食品の場合、たとえ健康被害が起きても原因が証明しにくいようなのです。

「健康食品には検証義務がない」と書きましたが、ということはメーカーを信用するほかないわけで、あるとき、効果の有無について何社かに聞いてみたことがあります。

すると、どの社も「効果ありと思っている」と言うので、「実証データは？」と聞くと、「公表できない」「多くの方にご利用いただいているのが何よりの証拠」などと回答します。

ところが、私がしつこく聞いたせいか、1社の人に、強い口調でこう言われてしまったのです。「効果がはっきりしていたら薬として出しますよ」と。

これには妙に納得！　そう、検証結果がしかと出ていないから健康食品なのだと。

このように薬と健康食品は大きく違いますが、サプリは錠剤・カプセル状とあって薬と混同しやすく、自分が飲んでいるのが薬かサプリかわからないという人も案外多くいます。

薬と〝見かけそっくり〟のサプリを見分ける方法は、表示を比べてみれば明らかです。『**マルチビタミン**』は「名称：ビタミン加工食品」、『**グルコサミン&コンドロイチン**』は「品名：グルコサミン・コンドロイチン含有食品」と、どちらも「食品」と書かれていますよね。この「名称（又は品名）」の次には、「原材料名（添加物も含めて）」や「内容量」「賞味期限」などが書いてあります。これは、食品表示基準にのっとっているからで、まさに食品である証拠です。

また〈栄養成分表示〉も書かれていて、これも食品ならではのこと。

一方薬のほうは「成分」「効果・効能」「用法・用量」が書かれています。

この「用法・用量」がサプリは「召し上がり方」で、これも食品だからですし、薬には必ず書いてある「効果・効能」がサプリには見当たりません。当然ですが。

ということで、「これ薬？　それとも？」と迷うときは表示を確かめるのがいちばんです。

第5章　ダイエット効果がありそうな紛らわしい食品

前章ではダイエットサプリを取り上げましたが、食品形態のものでもダイエット効果が、ありそうなネーミングをよく見かけます。

本章では、そうした中から『**はちみつ黒酢ダイエット**』なる飲料と『**ZERO**』という名のチョコレートを取り上げ、これらは「看板に偽りあり」といえるか、を考えてみたいと思います。

前者について会社は、「この『ダイエット』は法規制にのっとって～」と言い、後者は後者で、「糖類ゼロ」「砂糖ゼロ」をキャッチコピーとして大書きし、その会社も同じく「法規制のもとに使っている」というのですが……。

そうした会社の言い分、納得できるでしょうか。いえ、その前にあなたは、これら「ダイエット」や「ゼロ」の用語をどう解釈しますか?

消費者としてのあるべき姿をもイメージしながら読んでいただければ、と思います。

気になる商品1

『はちみつ黒酢ダイエット』

――「痩せる効果」はなく低カロリーなだけ

会社は「〝ダイエット効果〟はうたっていない」と

前章で書いたように、「ダイエット」という用語については明確な定義もなければ、規制もありません。それをいいことに、こんなものもあるという1つの例です。

コンビニなどによく置かれている『**はちみつ黒酢ダイエット**』（タマノイ酢）という飲料、ご存じでしょうか。赤と黄色のパッケージで、200㎖入りの『**野菜一日これ一本**』などよりも小さいミニパック入り（125㎖）の黒酢ドリンクです。

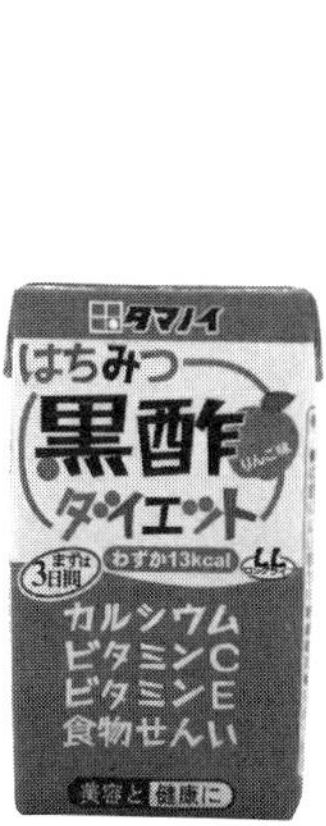

これについて以前、知り合いの女子大生に聞かれたことがあります。

「これって本当にダイエット効果があるんですか」と。

最初は驚きました。そう思う人がいるということに。

でも、『**ダイエット**』を冠したこのネーミングといい、パッケージの「まずは3日間」という文言といい、そう思っても仕方がないのかも。

とはいえ、これを飲んで体重が減るとは考えられません。ただカロリーは、普通の黒酢ドリンクよりは低いようなので（ネーミングの下に「わずか13kcal」と書いてある）、カロリーを気にする人には向くでしょうが、それにしてもこのネーミング、きわめて紛らわしく、誤解される恐れ大。「なぜ、こんなネーミングに？」と会社に聞くと、「『ダイエット効果』をうたったものではなく、あくまでカロリーが低いという意味の『ダイエット』で、『カロリーひかえめ』と同じ意味。法律に基づく強調表示の……」

会社の言い分を説明すると、こういうことです。

食品表示基準の中の栄養強調表示についての決まりで、エネルギー（熱量）が低い旨の表示をする場合、「食品100g当たり40kcal未満（飲料は100mℓ当たり20kcal未満）であれば、【低、ひかえめ、少、ライト、ダイエット】などと表現できる」

とされています。ゆえに会社としては、「『ダイエット』はその決まりにのっとってとのこと。何の問題もない」と言いたいわけです。

本品の「１本（１２５mℓ）当たり13ｋｃａｌ」という数値は、たしかに基準値「１００mℓ当たり20ｋｃａｌ未満」ではありますが、だからといってその「ダイエット」を、ネーミングに使っていいのだろうか。

この際と思って消費者庁の食品表示企画課に聞いてみると、「基準値に合っているからと、これをネーミングに使っていいかどうかの判断は、こちらの部署ではしかねる」。

そこで、同じ消費者庁でも不当表示の監視をしている表示対策課に聞くと、

「それなりの根拠があれば、つまり基準値に合っていればダメとは言えない。ただし、多くの人が『ダイエット効果あり』と誤認するようなら話は別ですが……」

思うに、カロリーが低いことの表現として「ダイエット」の用語が許されていることがそもそもおかしい！　絶対におかしい！　そこを修正しないと。

それに、ネーミングに『**黒酢ダイエット**』と「黒酢」の2文字が入っているのも〝ダイエット効果〟を期待させる一因になっている気がします。

ネーミングに「ダイエット」を入れると売れる？

本品は、ネーミングにも冠しているように『**はちみつ**』入りで、かなり甘い。なのに低カロリーなのを不思議に思う方も多いことでしょう。

これは、次の〈一括表示〉を見れば明らかです（傍線は私が引いた）。

「名称：10％りんご果汁入り飲料」「原材料名：りんご、黒酢、はちみつ、エリスリトール、食物繊維含有デキストリン、V・C、酸味料、炭酸カルシウム、甘味料（アスパルテーム・L-フェニルアラニン化合物）、香料、卵殻カルシウム～」

エリスリトールとは天然の糖質系甘味料で、キシリトールなどと同じ糖アルコール（糖類に水素添加したもの）の一種。甘さは控えめ（砂糖の70％くらい）でカロリーはほぼゼロ。甘味料として括弧の中に書いてあるアスパルテーム・L-フェニルアラニン化合物は添加物で、これもカロリーはほぼゼロと思っていいでしょう。

これで、『**はちみつ**』入りで甘いのにカロリーが低い理由をわかっていただけたことと思います。はちみつは少量にして、糖アルコールや甘味料でカバーしているからだと。

なおエリスリトールについて、「カロリーほぼゼロ」と書きましたが、同じ糖アルコールでも他のもの、例えば次の項で取り上げる『ZERO』に使っているマルチトールやラクチトールのカロリーは砂糖の50～70％あります。


ところで、この会社のお客様相談室の人とのやりとりの中で、1つ、行政が適切な指導をしていたことを知りました。どういうことかというと――。

本品は、パッケージのおもて面に、「カルシウム、ビタミンC、ビタミンE、食物せんい」と大きく書いてあるのでその根拠について聞くと、「やはり強調表示で決まっている『入り』『含有』の基準値はクリアしているので」とのこと。

そこで、「栄養素をアピールしたいなら、いっそ『栄養機能食品』にすればいいのでは」と口にしてみました。そうすれば、栄養についての機能表示もできるからです。

すると、「実はある時期、ビタミンCについてだけですが、栄養機能食品の表示をしていたことがあります。ところが東京都→厚生労働省（当時の管轄官庁）のルートで指摘があって、『栄養機能食品を標榜するならネーミングにダイエットと付けてくれるな』と言われ、社内で検討の結果、『ダイエット』を付けるほうを選んだ」とのこと。

なるほどこの会社は、国の制度である栄養機能食品にするよりも、ネーミングに「ダイエット」の文字を入れるほうを選んだわけです。そのほうが売れると判断した……。「ダイエット」というのは、ビジネス上、それほどに魅力的な用語なのでしょう。

そう思うにつけ、ダイエット志向の若い女性に言いたい！

「ダイエットの用語に惑わされてはいけない。『ダイエット』と書いてあったら、なぜそうなのか、何を意味しているものなのかを確認しないと」と。

気になる商品２

『ZERO』

――「砂糖ゼロ・糖類ゼロ」がウリだがカロリーは？

カロリーは普通のチョコの８～９割もある

その名も、ズバリ『ZERO』（ロッテ）というチョコレートがあります。しかも、ネーミングの上に「砂糖ゼロ・糖類ゼロ」と大きく書いてある……。

これを見て、あなたはどう思うでしょうか。

友人・知人６人に聞き取りをしてみたところ、30代半ばのある独身女性はパッケージを見るが早いか、「砂糖も糖類もゼロってことは、カロリーもゼロなんでしょ」。そして「これなら太る心配ないと思ってバクバク食べちゃいますね」と。

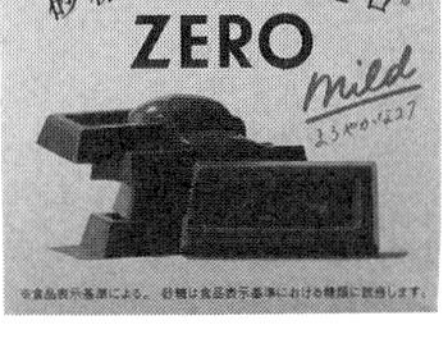

なるほど、そう思う人もいるのです。

他の5人は、「ゼロとまでは言えないが、カロリーはかなり低い」と思ったよう。

そこで、「普通品と比べて、カロリーはどの程度だと思う?」と聞いてみると、首を傾げつつも「2〜3割かな」「3割くらい?」「5割くらい?」などなどで、それ以上の数字を挙げる人はいませんでしたが、実は、86%。普通品の8〜9割はあるのです。

計算法は、同じロッテの定番商品『ガーナミルクチョコレート』を普通品と見なし、〈栄養成分表示〉から、普通品は「1枚(50g)当たり279kcal」、本品は「1本(10g)当たり48kcal」なので50g当たりだと240kcal。で、240/279×100=86(%)に。

このことを伝えると、どの人もびっくりした様子で「えっ、まさか」「信じられない」、中には、「砂糖も糖類も『ゼロ』というのに、どうして?」と、迫る人さえいたほど。

でも、「普通品の8〜9割」が正しいとわかると、今度は、「そんなに多いなんて許せない」「だまされた感じ」。そして、「カロリーもゼロのように見せかけて、ずるい」「消費者を欺瞞している」という意見もあって、皆一様に憤慨していたのですが……。

「砂糖ゼロ・糖類ゼロ」の意味は

砂糖や糖類がゼロでネーミングが『ZERO』だからといって、カロリーもゼロ、あるいは低いだろうと思うのは早トチリもいいところ。

その説明は後に回すとして、「砂糖ゼロ・糖類ゼロ」となぜ書けるかというと――。

本品の場合、原材料欄を見ると、砂糖はもちろんのこと、他の糖類（ブドウ糖、果糖、乳糖など）も見当たりません。「砂糖ゼロ・糖類ゼロ」は事実と思っていい。でも、これをアピールするには、決まりがあるのです。

前項『**はちみつ黒酢ダイエット**』で、「エネルギー（熱量）が低い旨の表示は食品表示基準の中の栄養強調表示で決められている」と書きましたが、同じく栄養強調表示の中に「糖類を含まない旨の表示」についての決まりもあり、「食品100g（飲用は100㎖）当たり0・5g未満であれば、【無、ゼロ、ノン、レス】などと表現できる」とされています。

この場合の「糖類ゼロ」は、それにのっとってのこと。砂糖も糖類の1つなので、その基準値に合っていれば「砂糖ゼロ」と書けるわけです。

これについて会社に電話してみると、「パッケージにも、『食品表示基準による。砂糖は食品表示基準における糖類に該当します』と書いてありますし……」。そして、「『ゼロ』をお客様がどのように解釈しようと自由ですが、当社としては、カロリーがゼロとか少ないとは一切言っていません」とピシャリ。

なおネーミングの『ZERO』については、「あくまでも商品名なので」。つまり、「自由につけて構わない」と言いたいようでした。

念のため消費者庁食品表示企画課に聞いてみると、担当官の話は、およそこうでした。「強調表示の基準値に合っていれば『ゼロ』と書ける。さらに、無添加強調表示の決まりもあって、いかなる糖類も添加していなければ『糖類不使用』などと表示していいとされているので、それも適用していると思われる」。そして、『ゼロ』の用語をネーミングやキャッチコピーに使うことについては、「そうした決まりを守っていればいけないとはいえない。ただし、『ZERO』と書いてあって、それがすべての成分にいえるかのような書き方だと問題だが、砂糖と糖類に関しての『ゼロ』だと明確にわかるようにしてあれば問題ない」とのこと。

つまり本品の場合、法規制に触れてはいないのです。でも、多くの人が誤認するとしたら問題かもと思って、「この『ゼロ』をカロリーがゼロとか低いと勘違いする人が多い」と話すと、「〈栄養成分表示〉を見ていただくしかないですね。精々そのＰＲをしてください」と言われてしまいました。

糖類ゼロでも脂質があればカロリーは減らない

そう、たしかにうら面の〈栄養成分表示〉を見ればわかること。さすれば、カロリーがゼロでないことはわかるし、そこに書いてある数値が多いか少ないかは、私がしたように普通のチョコレートの数値と比較してみればわかるわけです。

私がそれを口にすると、「普段、〈栄養成分表示〉など見ない。まして、わざわざ2品を比較するなんてこともしない」と言うのがくだんの友人たちの意見。中には、「比べる量が違う（1本〈10g〉当たりと1枚〈50g〉当たり）のを換算して計算するって面倒だし」とか、「消費者はネーミングとキャッチコピーがすべて」と断言する人も。

うーん。それでは賢い消費者にはほど遠く、メーカーの思う壺なのに……。

ともあれこの件に関しては、「ゼロ」なる用語を消費者が勘違いするだろうことを見越して巧みに使った会社のほうが、一枚も二枚もうわ手、という感じ。私自身、消費者のひとりとして悔しいし、正直、「してやられた！」との思いもあります。

ところで、本品は「砂糖ゼロ・糖類ゼロ」なのにカロリーが普通品の8〜9割もあるのはなぜか――。

次の〈一括表示〉の原材料欄、太字にした箇所を見てください。

「名称：チョコレート」「原材料名：**カカオマス**、マルチトール、**乳等を主要原料とする食品**（食物繊維、バター、分離乳たんぱく）、**植物油脂**、ラクチトール、**ココアバター**、**ミルクペースト**、食塩、カカオエキス、大豆胚芽エキス／乳化剤、香料、甘味料（アスパルテーム・L-フェニルアラニン化合物、スクラロース）、ビタミンP」と。

カカオマスをはじめ、植物油脂、ココアバター、ミルクペーストなど、どれもカロリーが高いものですよね。

このようにチョコレートは元々高脂質の食材を使っているし、それらが主原料の食品なのですから、いくら「砂糖ゼロ」「糖類ゼロ」にしてもカロリーはそう減るものではない。そこを勘違いしないように、くれぐれも。

もう1つ、本品は「砂糖ゼロ」「糖類ゼロ」なのに甘いです。それを不思議に思う人もいるでしょうが、これも原材料欄の、今度は傍線を引いたところを見てください。前項『**はちみつ黒酢ダイエット**』で説明したように、砂糖や糖類の代わりに、カロリーの低い糖アルコールの一種であるマルチトールやラクチトールを使い、さらに甘味料（アスパルテーム・L-フェニルアラニン化合物、スクラロース）でカバーしているからです。

糖アルコールを使うのは、カロリーを抑えられるからですが、最大の理由は、糖アルコールなら「砂糖ゼロ・糖類ゼロ」と表示できる、そのメリットのためと思われます。

何せ、「砂糖ゼロ」を「体のためにいい」とか「ダイエット効果がある」などと思う人が多く、さらに冒頭で書いたように「カロリーもゼロ」とか「普通品の3割くらい」

などと思ってしまう人がいるからです。

会社は、それを見越した商品設計をしているわけですが、ともあれ糖アルコールは、メーカーにとっては極めてありがたい物質といえます。

以上をまとめると、本品は、「砂糖ゼロ・糖類ゼロ」でもカロリーは普通品の8～9割もあって、甘さは、糖アルコールと甘味料によるということ。

さて、そうと知ったら、あなたは本品に魅力を感じるでしょうか。

価値観は人それぞれだが

値段と味をどう判断するか、だと思いますが、ちなみに本品の値段は普通品の倍くらいするので、ケチな私は、まず値段の点で敬遠したい。でも、私と同じ消費生活アドバイザーの資格も持つ50年来の友人は、こう言うのです。

「自分は、添加物がいけないと思っているわけではないが、人工甘味料の味が嫌いなので、それで甘さを出しているものは食べたくない。カロリーが気になるなら量を減らせばいいことなので」。そして、「この品も、メーカーの〝売らんかな戦略〟の一つだけど、意味はある。糖尿病で血糖値が気になりながらも『糖類を控えたいがチョコレートは食べたい』という人もいるだろうから」と言いつつ、「そういう人もカロリーの違いがこの程度と知ったらどうするでしょうね」。また彼女は、「『砂糖ゼロ』表示は、いわれもなく砂糖はダメと思っている人にはアピールすると思う」とも。

そういえば砂糖への偏見は根強く、「白砂糖は体に悪いから」と真顔で言う人も未だにいます。消費者の勉強不足が会社の売り上げ向上に資するとしたら……。

価値観は人それぞれですが、これだけは言いたい！

「ＺＥＲＯ」とか「ゼロ」と書いてあっても勝手な解釈をせず、原材料欄や〈栄養成分表示〉をしっかり確認を、と。そして、普通品と比較することもぜひ！と思うのです。

最後に、やはりチョコレートで、『おいしいｏｆｆ』（明治）と名乗る商品について。

ネーミングの下に「砂糖０ゼロ」と大書きしてありますが、この表示は『ＺＥＲＯ』同様、法的にも問題ないと思われます。原材料の表示を見る限り砂糖は使っていないし

（代わりに糖アルコールの一種マルチトールを使っている）。

ただ、ネーミングの『ｏｆｆ』の意味が気になったので会社に聞いてみると、「全くイメージ的なもの」だそうで、「あくまでも商品名なので」の一点張り。改めて、「ネーミングは無法地帯。ネーミングだけで品選びをしてはいけない」と痛感した次第です。

ちなみにこの品も、カロリーは普通品より若干低めといった程度でした。

この章のポイント

『はちみつ黒酢ダイエット』や『ＺＥＲＯ』のように、ダイエットに役立ちそうなネーミングや「砂糖ゼロ」「糖類ゼロ」をうたったキャッチコピーもよく見かけるが、消費者の勘違いを巧みに利用している感じ。買うときは、そうした用語の意味を勝手に解釈せず、原材料欄や〈栄養成分表示〉も、しっかり確認することが大事。

コラム

「砂糖ゼロ」と「糖類ゼロ」、「ノンシュガー」のこと

本文で取り上げた『ZERO』チョコレートは、**「砂糖ゼロ」「糖類ゼロ」**がキャッチコピーでしたが、この2つの違いをご存じでしょうか。

「砂糖ゼロ」というのは、単に砂糖を使っていないという意味。「そんなことわかっている」と言われそうですが、では、**「糖類ゼロ」**とは——。

糖類というのは、砂糖をはじめ、ブドウ糖や果糖、麦芽糖、乳糖などをいい、砂糖は、その糖類のうちの1つ。つまり、「糖類ゼロ」といえば砂糖もゼロという意味です。そのことからすると『ZERO』チョコレートの場合、**「糖類ゼロ」**とだけ書けばよく、わざわざ**「砂糖ゼロ」**まで書く必要はないわけですが、そこは販売戦略上、「砂糖ゼロ」も並べたほうがインパクト大と判断したのでしょうね。「そのほうが売れる!」と。

なお、こうした糖類（砂糖もひっくるめて）は、体内で約4kcal／gのエネルギーを出すので、これがゼロということはエネルギー（カロリー）もゼロということ。

したがって、**「砂糖ゼロ」「糖類ゼロ」**なら当然カロリーもゼロのはずですが、このチョコレートのように植物油脂やバターといった高脂質・高カロリーの食材を使っていれば、たとえ糖類由来のカロリーはゼロでも、商品としてのカロリーは普通品とそう違わないことになってしまうというわけです。

一方、**「ノンシュガー（又はシュガーレス）」**表示もよく見かけます。

これも紛らわしく、本来の意味だとシュガーとは砂糖のことですから、普通なら、「ノンシュガーは砂糖ゼロ」と思いますよね。でも食品表示基準では、「砂糖だけでなく、約4kcal／gのエネルギーを持つ糖類をシュガーといっていい」とされています。ということは、法的には、シュガーとは糖類のことをいっていることになり、したがって、「ノンシュガー」は「糖類ゼロ」と同じ意味。**「ノンシュガー＝糖類ゼロ」**です。

「ノンシュガー」といえば『ノンシュガーのど飴』が有名（？）ですが、ミルク味の飴だと、カロリーは普通品とそう変わらないものでした。理由は、『ZERO』チョコレートと同じで、糖類は使わずとも、カロリーの高いクリームやマーガリンを使っていたからです。「ゼロ」という甘言（？）に乗って勘違いをしないようにしたいですね。

第6章　栄養機能食品なのにこんなネーミングが

栄養機能食品というのは、トクホや機能性表示食品同様、国が立ち上げた制度です（206頁参照）。が、特定の栄養成分が規格基準（1日当たりの摂取目安量が定められた上・下限値の範囲内であること）にさえ合っていれば「栄養機能食品」と書けるというもの。トクホのように国の許可も要らず、機能性表示食品のように届け出る必要もないとあって、今やサプリだけでなく一般食品にもこの表示がされているものが多くなりました。しかも、もっぱら宣伝に利用している商品が多く、この制度のあり方が問われている気もするのです。

本章では、そうした中から粉末飲料『**セノビック**』と錠剤タイプのサプリ『**ブルーベリー300倍パワー**』を取り上げますが、肝心のネーミングときたら、前者は、「薬でもないのに、ここまで言っていいの？」という感じですし、後者は後者で、ブルーベリーを名乗りながらブルーベリー主体の製品ではなく、まさしく「看板に偽りあり」です。

国の制度を利用するなら、それなりの節度があって然るべきだと思うのですが。

気になる商品1

『セノビック』

――背が伸びる効果は期待できないのに

背の低さに悩む子どもに罪つくりなネーミング

『セノビック』（ロート製薬）という商品をご存じでしょうか。

「成長期応援飲料　成長期の骨を研究して生まれた」と銘打った粉末飲料で、牛乳に混ぜて飲むものですが、通販限定ですし、お子さんのいない家庭では、あまり馴染みがないかもしれません。

でも、これが今、ものすごく売れているらしく、２００７年４月の発売以来、すでに「１０００万個突破!!」（２０１７年５月末時点）と会社が言っているほどです。

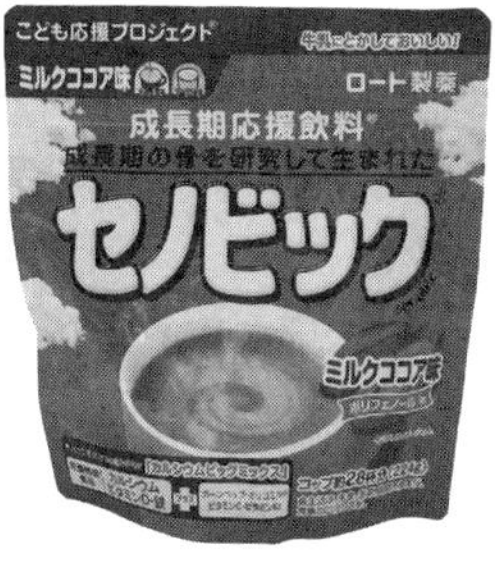

人気の理由は、想像できますよね。

いかにも背が伸びそうなこのネーミングの効果と見てとれます。

実際、背丈が低くて悩んでいる子どもやその親御さんが、こんなネーミングの商品を知ったら、買ってみようかな、と思うのも無理からぬこと。私も、子を持つ親として、その気持ちはよくわかります。

それにしても、「背が伸びる」と「ビッグ」をかけたような『**セノビック**』とは、よくも思いついたものと感心するやら、あきれるやらですが、言うまでもなく本品、薬ではありません。

なのに、効果効能を示唆しているどころか、効果そのものを宣伝しているようなこのネーミング、法的にはどうなのでしょう。

医薬品的な効果効能をうたうことは、医薬品医療機器等法（旧薬事法）で禁じられているはずですし、景品表示法で禁止している優良誤認表示（実際のものより著しく優れていると見せかけている表示）に該当するのかも、と思ったりしているのですが。

ともあれ一度、法律の専門家の意見を聞いてみたいと思っているところです。

広告では成長促進効果を声高に

ところで本品、ネーミングだけでなく広告もまたやりすぎでした。「でした」というのは、後で書くように、日本小児内分泌学会が見直し要請をしたためにかなり改善されたからですが、改善されないところもある。

参考までに、以前の広告サイトについて書くと――。

トップページには運動着姿のまだあどけない少年２人が並んだ写真が載っていて、背の高い子が「僕は成長期。１年で15㎝伸びました」と言い、その肩くらいしかない背の低い子がそれを見上げて「へえー、すごいね……」と言っている。「『**セノビック**』のおかげで～」とは言っていませんが、このシーン、誰が見てもそう思うこと必至。きわめてインパクト大で、誇大広告もいいところです。

検索すると「セノビックの効果と口コミは【本当?】低成長に悩む子供のためにできること」の見出しが。てっきり第三者が書いた記事と思ってクリックすると、「セノビックで本当に身長は伸びるの？」との大タイトルのもと、いかに効果があったかの体験談がズラズラ……。これも広告なのでした。

今回、本稿を書くに当たって改めてこれをクリックしてみると、雰囲気は変わっていましたが、セノビック「公式動画」まで載っていてまさに広告そのもの。さらにネット検索をすると、「セノビックを3年間飲んでみた効果と結果を公開」とか「セノビックの効果が嬉しい！」「ロート製薬『セノビック』で本当に背が伸びるのか？　効果と口コミまとめ」といった見出しの、記事というか広告が目につきます。

会社の広告サイトのほうは、全体的に見ると以前よりトーンダウンした感じはしますが、「ぐ～んと実感！　セノビっ子の声をご紹介」と、あたかも背が伸びたことを証明するかのようなタイトルを付けて、愛飲者の感想を紹介しています。それと、非常に目立つのは、栄養機能食品であることをフルに宣伝に使っていることです。

栄養機能食品の決まりをあざとく利用

そう、本品は栄養機能食品です。で、決まりにのっとってパッケージに、「栄養機能食品（カルシウム、鉄、ビタミンD）」と書いてあり、この３つの栄養素に関しての機能も、「カルシウムは、骨や歯の形成に必要な栄養素です」「鉄は、赤血球を作るのに〜」「ビタミンDは、腸管でのカルシウムの吸収を促進し〜」などと表示されています。

この機能表示を広告サイトにもデカデカと載せているので、これを見ると、あたかも本品そのものの効果をうたっているかのようです。でも、これは、ちょっとだけ入れている栄養強化剤について、その栄養機能を書いているだけのこと。

また栄養機能食品の決まりごとの１つとして、パッケージに「１日当たり栄養素等表示基準値に占める割合」も書くことになっていますが、これも広告サイトにグラフまで大きく載せ、数値も、「カルシウム88％、鉄89％、ビタミンD67％」などと目立つように書いています。ただしこれは、本品についてのものでなく、牛乳に加えるとこうなるという数値です。数値だけを見て「セノビックさえ飲めばこんなに栄養成分が摂れる」と勘違いしないように。

例えば、カルシウムの場合、「88％」と書いてあっても、そのうちの50％は牛乳由来です。

なお栄養素等表示基準値というのは、食品に含まれる栄養素量を評価するための1つのモノサシ。「~に占める割合」というのは、そのモノサシの数値をどのくらい満たしているかを示しており、充足率ともいいます。

広告では、「基準値とは」についての説明がなかったので、お節介ながら書きました。ところでこの広告サイト、本品に牛乳を加えたときの「栄養素等表示基準値に占める割合」で『**セノビック**』の栄養を大々的にPRした後で、「その秘密は、セノビックオリジナルの組み合わせ」だとして、『カルシウムビッグミックス』なる言葉を使って図で説明していますが、わざわざ『ビッグ~』とはあまりに大げさ。

しかも本品、これらの〝売らんかなアピール〟をパッケージうら面にまでデカデカと載せています。「まっすぐ丈夫なカラダをつくろう!」の大タイトルのもと、「体に大切な栄養素を1日コップ2杯でしっかりチャージ!」として。つまり〝売らんかなアピール〟を広告サイトだけでなく、これを買った人が飲む度に目に入るようにしているわけです。洗脳しているというか……。

また普通だったら、「お客様相談室」や「問い合わせ先」として書かれている「１０２０～」の番号も、本品の場合は「ご注文」となっている。このあざとさときたら……。

治療が目的の薬とは違う

本品がどういうものかをおさらいすると、粉末状で、牛乳に混ぜて飲むもの。そして、３つの栄養成分（カルシウム、鉄、ビタミンＤ）を配合することで栄養機能食品仕立てにしているのです。

ちなみに〈一括表示〉は、ミルクココア味の場合、「名称：調整ココア」で、「原材料名：グラニュー糖、ココアパウダー（ココアバター10～12％）、食用加工植物油脂、ミルクペプチド、食塩、卵黄ペプチド（卵を含む）／リン酸カルシウム、卵殻カルシウム、香料、ビタミンＣ、ピロリン酸鉄、ビタミンK2、ビタミンＤ」。

この傍線を引いたのがその栄養強化剤で、「／」の後に書かれていることからも、これらは間違いなく添加物。新しい食品表示基準の決まりでは、原材料と添加物を「／」

などではっきりの区分することとなっているからです（256頁参照）。

ところで本品、2017年に配合も変えてリニューアルしたそうですが、原材料名を見るとやはりグラニュー糖が一番多く、ココアバターや油脂も配合していることがわかります。カロリーは、「セノビックスプーン1日2杯（16g）として63kcal」。これに牛乳コップ2杯（約300㎖）の約200kcalが加わるので、カロリーオーバーになりそうなのが気がかりです。甘い味に慣れすぎるのもよくない。飲ませるとしても、子ども任せにせず親の管理のもとできちんと量って、というようにしたいですね。

ただ、ここで念押ししたいのは、あくまでも栄養補助食品にすぎないということ。栄養成分が不足している場合は成長に一役買うこともあるでしょうが、治療を目的とした薬とは違う。そこはくれぐれもわきまえておかないと、と思うのです。

日本小児内分泌学会が見直し要請

「ネーミングが誤認を与える、広告もやりすぎだった」と書きましたが、そうした状況に立ち上がったのが、日本小児内分泌学会でした。

この学会は2011年12月、製造元のロート製薬に対して、広告内容とともにネーミングの変更などについて見直し要請をしていたのです。

それを知ってわが意を得たり！とばかり学会事務局に電話してみると、応対してくれた人は「自分の知っている範囲で」と言いつつも、おおむね次のように話してくれました。

会社の方と担当の先生との面談は2回実施した。

要請したのは、①広告表現の見直しと文言の削除、②ネーミングの見直し、さらに③広告に「『セノビック』を飲んだからといって背が伸びるわけではない」などの但し書きを盛り込むことの3点だったそうです。

これに対して、会社側は、①の広告表現については、「誤解を招くような表現と写真は差し替える」とし、②のネーミングについては「変えることはできない」と拒否。③の但し書きについては「前向きに努力する」との返答だったとか。

その後、前述のように、たしかに広告表現は変更しました。

ネット広告の但し書きは、米粒よりも小さな字で、「子供たちの成長には個人差があります。セノビックを飲んだからといって背が伸びるという訳ではありません」と。

会社側としては、これで問題は決着したつもりだったのか、ネーミングは依然として変わらないまま。広告は前よりはよくなったものの、あざとさはまだ残っています。

ネーミングについてロート製薬に聞いてみると、「社内で検討の結果、『変えることはできない』旨を伝えてご了承いただいた」と言っていましたが、結局は、物別れだったわけです。会社としては、どんなことがあろうとネーミングだけは変えたくないのでしょうね。この品は、このネーミングあってのものですから。

学会は「誇大広告に注意を！」と声明文も出した

その見直し要請から、1年半ほど経った2013年3月、日本小児内分泌学会は再度、行動を起こしました。今度は科学的立場から意見表明をしたのです。

タイトルは「『身長を伸ばす効果がある』と宣伝されているサプリメント等に関する学会の見解」というもので、消費者の疑問に的確に答えてくれている内容です。

その中の「**カルシウム、鉄、ビタミンDを含んだサプリメント**」についてのくだりを、要約してみました。

「これらの栄養素の不足により、もし成長が阻害されている場合には、それらを補充することにより成長が正常化する可能性はあります。（中略）しかしこれらの栄養素の不足がない場合には、栄養機能食品を投与しても成長を促進するという科学的なデータはありません。また多量に摂れば健康を損なう恐れがある一方で、成長が促進するという客観的なデータがありません。特にカルシウム製剤は、成長を促進すると思われていますが、骨を強くする作用はありますが、成長促進効果はありません」と。

つまり、「栄養不足が原因で背が伸びない場合は、栄養を補充することで成長に役立つ可能性はあるが、成長促進効果そのものがあるとは考えられない」ということです。

意見書には、最初に、学会がこの「見解」を出すに至った経緯として、「成長障害の診療を行っている医師が、『本当に背が伸びるのでしょうか』との問い合わせをしばしば受けている」と書かれ、最後に「私たち専門家は質問を受けるごとに前記のような内容を説明しています。多くの患者さんや保護者が、このような誇大広告やそれに類似する宣伝に惑わされることがないように、学会としての意見表明をさせていただきました」と結ばれています。

よほど、見かねてのことだったのでしょう。

栄養機能食品と薬との違いをくれぐれも

それにしても、お医者さんの学会がここまでやってくれた。大拍手！です。

私がそう伝えると学会事務局の人は、「学会ができることは限られている。でも先生方は、患者さんからの質問に真摯に対応するとともに、こうした商品の誇大広告をケシカランと思っているのも事実。それが、こうした意見表明につながったと思う」とのこと。

本品、栄養機能食品であればなおのこと、消費者庁も厳しく対処を。お医者さん任せですませていい話ではないと思うのですが。

ここで、気になる話を二つ。

一つは、食生活教育が専門の、ある大学教授が言っていたことです。

「地方に講演に行くと、母親たちから〝『**セノビック**』って本当に背が伸びるんですか〟とよく質問される」

もう一つは、数年前、私も所属しているＮＡＣＳ（日本消費生活アドバイザー・コンサルタント・相談員協会）が「健康食品なんでも１１０番」を実施したときのこと。「高校生の息子が『背が伸びる』というサプリを注文した。母親の自分が電話して返品は了解してもらったが、後のトラブルが心配。また、効果の程はどうか？」との相談があったとか。

これは『**セノビック**』ではない別な製品だったようですが、身長が低いことで悩む子どもとそれを心配する母親とが、ワラにも縋《すが》る思いでこうしたものに頼ろうとしている……。私も、背が伸び悩んでいた息子の中学生時代を思い出すと、胸が痛い……。

そこで、提案です。

子どもが成長期にある方々、友人や家族間で本件を、ぜひ話題にしてみてはどうでしょう。学会の声明文だけでも読んでほしいし、薬とは違うことも知ってほしい。そして、ネーミングや広告に惑わされない消費者であってほしいと願うばかりです。
なお声明文は、学会名とタイトルを入れて検索するとウェブサイトでも見ることができます。

気になる商品2

『ブルーベリー300倍パワー』

——中身はブルーベリー製品ではなかった!

正体はボイセンベリー製品だった

通販専門のサプリで、**『ブルーベリー300倍パワー』**（サニーヘルス）という商品をご存じでしょうか。

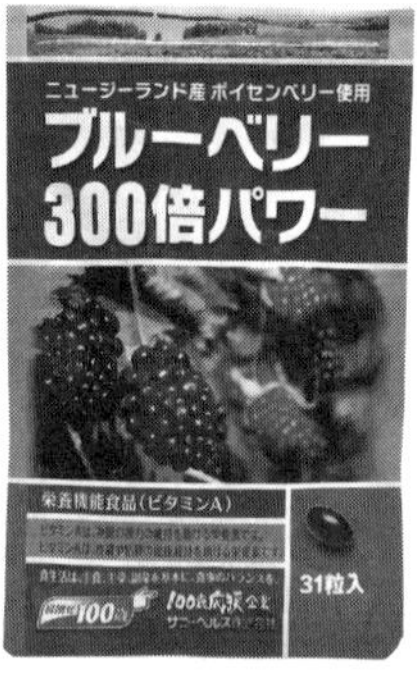

思えば、ある勉強会の後でした。友人と一緒にお茶を飲んでいたとき、彼女がこれのネット画像を印刷したものをおもむろにバッグから出して見せてくれたのです。

そこで私は、本品の存在をはじめて知ったのですが、この印刷画像を見るなりブルーベリー製品と思い込んでしまいました。ですから、**『300倍パワー』**とは、ブルーベリーの効果を大げさに言っているのだと。

この友人も同じで、「300倍だなんてすごいでしょ。ポパイのほうれん草でもあるまいし……」。私も、「だんだんエスカレートするわよ。そのうち1000倍になるかも」などと返して、2人で笑い合っていたものです。

ところが帰ってからネットで検索してみると、広告サイトにこんなコピーが。

「健康果実ボイセンベリーのエキス」「注目成分エラグ酸300倍」「ブルーベリーに負けない力をギュッと詰め込みました！」などなど。

ということは、「ブルーベリー製品ではないの？」「エラグ酸って何？」。

頭がこんがらがってしまいました。これは会社に聞くのが早道と、お問い合わせセンターに電話してみると、「本品は、ブルーベリー製品ではなく、ボイセンベリーが主体の製品。ネーミングは、ボイセンベリーの主成分であるエラグ酸がブルーベリーに含まれるエラグ酸の300倍多いという意味」なのだとか。

呆気にとられながら聞いていると、応対してくれた人はさらに、「ボイセンベリーというのはラズベリーとブラックベリーを交配して生まれた品種で、主成分のエラグ酸はポリフェノールの一種で」と説明してくれました。

ブルーベリーと名前は似ていますが、ブルーベリーでないのもたしか。

深呼吸してからパッケージの画像をよくよく見ると、ネーミングの上に、小さいながら「ニュージーランド産ボイセンベリー使用」の文字が。とはいえ、誰が、この『**ブルーベリー300倍パワー**』なる大きな文字のネーミングを見て、ボイセンベリー製品とわかるでしょうか。誰が、これの意味を、「主成分のエラグ酸がブルーベリーのそれの300倍多い」と理解できるでしょうか。

そう憤慨したことから本品との付き合いが深まってしまったわけですが、他の人はどう思うか、それが知りたくて、家族をはじめ、俳句の会のメンバーや友人たち計13人に意見を聞く羽目に。そして結果、13人のうちただの1人たりとも、会社が意図しているネーミングの意味を言い当てた人はいなかったのです。

しかも本品、栄養機能食品です。そのことがまた誤解を生むことになっている。

栄養機能食品の表示を誤解した人が多い

そう、本品は栄養機能食品なので、パッケージには「栄養機能食品（ビタミンＡ）」と大きく書いてあり、さらに「ビタミンＡは、夜間の視力の維持を助ける栄養素です」「ビタミンＡは、皮膚や粘膜の健康維持を助ける栄養素です」と機能表示もされています。

これを見て、「ネーミングの**『３００倍パワー』**」とは、ビタミンＡが３００倍なのかと思った」と言う人が何人か。しかもこの人たちは、「ビタミンＡが本品の主成分と思い、この機能表示を本品の効果と思った」とも。

たしかに、ブルーベリーといったら「目にいい」が通り相場ですし、ビタミンＡも昔から目にいいと言われてきたもの。見事につながりますしね。

でもこれらは全くの誤解。「本品はボイセンベリー主体の製品で、３００倍とはそれに含まれるエラグ酸がブルーベリーのそれの300倍」だということは前に書いた通り。

しかも、このビタミンAは添加物で、あくまで栄養強化剤として添加されたものなのです。次の〈一括表示〉、それも傍線を引いた「ビタミンA」のところを見てください。

「名称：ボイセンベリー加工食品」「原材料名：ボイセンベリーエキス末、DHA含有精製魚油、ぶどう油、亜麻仁油、リンゴンベリーエキス末、デキストリン、ビルベリーエキス末、カシスエキス末、ザクロ抽出物、ゼラチン、グリセリン、マリーゴールド色素、グリセリン脂肪酸エステル、抽出ビタミンE、クチナシ色素、ビタミンA」

ビタミンAは一番後ろですよね。このことからも、ビタミンAがごくわずかだということがわかります。ビタミンAは300倍でもなければ、主成分であるはずもない。

栄養機能食品の何たるかを知っていればこういう誤解もなくてすむのでしょうが、一般的にいえば、栄養機能食品については知らない人が大半です。

とすると本品、そうした多くの消費者の誤解を招いている……。

しかもその誤解は、ネーミングが摩訶不思議なこの商品にとって、大変都合がいいときています。会社がそこまで意図して商品設計をしたかどうかは知りませんが、聞き取りをしたうちの1人、元中央官庁のお役人だった人いわく「この商品はネーミングがインチキなのが問題だけど、栄養機能食品とやらのビタミンAも誤解の元だよ」と。

会社は、「誤解を招くことはない」の一点張り

このネーミング、「ブルーベリー」とか「300倍」という言葉を使うことで実際のものよりもよく見せかけていたわけで、景品表示法では、実際のものよりも著しく優良に見せかけた表示を「優良誤認表示」として禁止しており、本品はそれに該当するのでは。いいえ、よく見せるも何も、ブルーベリー製品ではないのにそれを装っていた……。

どうにも納得がいかず、会社に電話してみたのです。すると、こんな答えが返ってきました。「2011年8月の発売当初は、ネーミングの件でお問い合わせいただくことが多くありました。今は少なくなったが、まだある」と言いつつ、「『300倍パワー』とは働きを印象づけるための表現であり、効果効能を言っているのではありません。したがって、医薬品医療機器等法（旧薬事法）には引っかからない」。

私が言いたかったのは、ネーミングと中身が違うということなのに。ブルーベリー製品ではないのに、それ風にしているのはおかしいということなのに。

そこをわかってほしくて、「このネーミングからはボイセンベリー製品とは思いませんが」と水を向けると、「どうイメージするかは人それぞれですので」。

「問い合わせが多かったというのも、このネーミングに違和感を持ったからでは」とも言ってみましたが、「誤解を招くようなことはない」の一点張り。社員であればそう言わざるを得ないのはわかりますが、私は、どう考えてもこのネーミング、問題だと思うのです。

そこで、景品表示法施行の元締め、消費者庁の表示対策課に聞いてみると、「ネーミングだけでなく、他の表示や広告など全体を見て判断することになるので、難しいところですね」。

食い下がってもみたのですが、やはりネーミングに特化した取り締まりはできにくいようなのです。これでは、〝おかしなネーミング〟はますますはびこり、だまされる消費者が悪いという図式。会社は、こうした取り締まり状況を知った上でネーミングを付けた？

ただ消費者庁の担当官は、「情報提供ということで申し出てくれれば、調査検討してみるきっかけにはなる」と言ってくれましたが。

ブルーベリーを売り物⁉にしている

本品は、つまるところ、こういうことなのでしょう。

「ボイセンベリーといっても知名度がない。で、知名度があって目のためにいいと思われているブルーベリーの名をネーミングに使った。幸い、ボイセンベリーの主成分エラグ酸はブルーベリーのそれの３００倍もあるので、『**３００倍パワー**』にした」と。

これに対して、消費者はどう思ったか。

聞き取りをした13人に限っての話ですが、最初はどの人も、ブルーベリー製品と思ったようなのです。うちの娘が、「だって、そう書いてあるし……」と言っていましたが、まさしくその通り。

しかし、その後が違ったのです。ネーミングの文字だけでなくパッケージの写真をちゃんと見たかどうかで反応は2通り。

私と同じように、文字のインパクトの強さからブルーベリー製品と思い込んでしまった人と、写真をじっくり見て、あるいは写真にまず目が行ってブルーベリー製品ではないと見抜いた人と。

後者の、ブルーベリー製品ではないと見抜いた人では、「この写真はブルーベリーではなく、自分が栽培しているブラックベリーに近い」「植物に関心があるので、ブルーベリーでないことはわかったが」「毎年、ブルーベリー狩りに行っているので」などなど。

でも、どの人も、これをボイセンベリーとわかったわけではありません。

「300倍」の意味となると、「ビタミンAが〜」と思った人がいたことは前に書きましたが、やはり一番多かったのが私と同じく「ブルーベリーの効力を大げさに言っている」、と思った人で、半分以上がそうでした。

ところが興味深かったのは、写真からブルーベリーではない別の品と見抜いたにもかかわらず、「アントシアニンが300倍?」とか「ブルーベリーと同じポリフェノールが～」あるいは「ブルーベリーのいい成分が３００倍では」と言った人が３人もいたことです。ネーミングのブルーベリーからの連想でそのように思ったのでしょう。

ともあれ、「エラグ酸」の名を口にする人は１人もいなかった……。

俳句の会のメンバーで元商社マンいわく、「いくつかの国に駐在したが、エラグ酸は聞いたことがなかった」と言いつつ、パッケージの裏もひっくり返ししてしげしげと見て、「エラグ酸とかいうものの説明がない」。そしてしみじみと、「こういうことは常識に基づいてやらないといけない。とにかくこのネーミング、問題だなあ」と。

以上のようなわけで、少なくとも私のまわりの人たちにとっては、誤認するネーミングだったのです。そして、どの人も異口同音に、「ブルーベリー製品ではないのにブルーベリーを売り物にしているのはケシカラン！」と。

ネット広告は免罪符にはならない

本品は通信販売なので、ネットの広告サイトを見て買う人が多いと思われます。

その広告サイト、情報が十分かというと、本品がいかに優れているかのあれやこれやが書かれている中で「**『ブルーベリー300倍パワー』**の注目素材！」といった囲みもあり、丹念に読んでいくと、正体がどういうものかということは何となくわかってきます。

しかし、私も今だからわかるのであって、最初は頭がこんがらがったもの。だから、会社に電話したのでした。本品を注文する人で、ちゃんと理解してからという人がどれだけいることでしょう。買ってから、「だまされた！」と思う人のほうが多いのでは。

いつぞや消費者庁に聞いたとき「明らかに誤認を与えるようなネーミングであってもそれを補うような表示広告があれば」と言っていましたが、この、理解しにくい広告が、〝インチキネーミング〟の免罪符になるのでしょうか。〝インチキネーミング〟を正すことこそが基本。しかも、国の制度である栄養機能食品であればなおのことです。まずは、私がしたような聞き取りをもっと大がかりにやってみては、と消費者庁に提案したい！

ところで広告サイト、囲みでこうも書いてあります。「商品名に込められた想い」として、「商品名は、**『ブルーベリー300倍パワー』**……。直球勝負のネーミングです。

これはみなさまに、この商品の力をどうしても知っていただきたいから。これまでのブルーベリーに満足できなかった多くの方々に感激を差し上げたいという想いからです」。

正直、「まあ、きれいごと言って～」という感じですが、全体的に見ると以前よりは少しトーンダウン。以前は、「こんなに効いた！」との体験談も満載でしたが、今は、「健康を気遣う方に大好評！」「クリアな毎日に！」「楽しく書いたり読んだり。細かい作業を応援」などなど。

気になるのは、「本品が目にいい」という実証データです。

会社に、「何か検証結果でも……」と尋ねてみても、要領を得ません。ただ広告サイトには、「研究者が明かす『すっきり！』の理由とは？」として、ある大学教授が写真入りで登場。「ボイセンベリーにはエラグ酸が多いから」と熱く語っています。

この教授は、間接的にですが存じ上げている方だったので電話してみると、「エラグ酸は30年近く前から注目している成分で、有用性もあると思っています。だが、国内ではまだ知られてなく、ヒト試験のデータも持っていない」とのこと。

ボイセンベリーもエラグ酸も、今の時点ではまだ研究途上といえそうです。

なお検証データについては、栄研のデータベースを見てみたのですが、ボイセンベリーもエラグ酸も載っていませんでした。エラグ酸についてネット検索をかけると、「他のポリフェノール同様、抗酸化作用がある」とか、「美白効果や老化を防ぐ効果がある」などと出てきますが、いずれにしろ、効果の程は？です。

ついでに、ブルーベリーの効果についてちょっと――。

ブルーベリーの主成分はポリフェノールの一種アントシアニン（青紫色の色素成分）で、「目にいい」というのが定評。これを信じている人は多いのですが、栄研のデータベースでは、ブルーベリーは「ヒトでの有効性・安全性については信頼できるデータが見当たらない」。アントシアニンは「俗に、『視力回復によい』『動脈硬化や老化を防ぐ』『炎症を抑える』などと言われているが、現時点では～信頼できるデータが十分ではない」。トクホも調べてみたのですが、アントシアニンを関与成分として許可している製品はなさそうです。

最後に、こうした通販の栄養機能食品を利用するときの注意を。

パッケージには本品の「栄養機能食品（ビタミンA）」のように、必ず何についての機能表示なのかがわかるように書いてあるので、それが自分にとって足りないか、つまり、必要かどうかの確認が先決。ちなみにビタミンAは、普通の食生活をしていれば、不足することはまずない栄養素です。

また通販製品は広告だけで選ぶことになりますが、ネットの広告サイトは一般にかなり大げさ。眉に唾をつけて見ることです。ネーミングやキャッチコピー、また写真だけで判断せずに、〈一括表示〉、とくに原材料の確認も必須。

なお本品の場合、値段は1袋31錠入りで２１６０円（税込み）。表示が見たくて買いましたが、私にとっては、超高価な買い物でした。

なお、後日談があります。

パッケージの表示を見ていて「あれ？」と思ったことですが、本品は栄養機能食品なのに、そのための規格基準に合っていないようなのです。

ビタミンAの表示基準値は、「1日当たりの摂取目安量に含まれる量が２３１～６００μgの範囲内」と決まっています。ところが本品は、「1粒（４６０mg）あたりビタミンA160㎍」（〈栄養成分表示〉より）。これでは、基準値に達していないですよね。

ただ、「1日の摂取目安量／1日1～2粒」と書いてあるので、2粒として計算すれば160×2＝320（㎍）となってこの範囲内になります。

でも、広告サイトでも「1日1粒」としているし、私自身、「31粒入りで1カ月分」と言われて買ったので、それが正しいとするとやはり規格基準に合わないことに。

ということは食品表示法違反？　消費者庁表示対策課に、情報提供として連絡しないと、と思っているところです。

この章のポイント

『セノビック』も『ブルーベリー300倍パワー』も、それぞれのネーミングは法的にも問題あり、と思われる。中身の正体を確認せず、ネーミングに釣られて買うことのないように。またどちらも商魂たくましく、栄養機能食品制度を巧妙に利用しているが、この制度がどういうものかを知ってメーカーの思う壺にならないようにしたい。

コラム

トクホ、栄養機能食品、機能性表示食品の違い

健康食品といった場合、あなたはどんなものをイメージするでしょうか。これが全くもって人さまざまなのですが、それも道理。健康食品には、そもそも法律で定められた定義はなく、一般に健康にいいとして販売・利用されている食品を便宜上、そう呼んでいるだけのこと。サプリメントも同じで、これにも明確な定義はなく、健康食品の中で錠剤やカプセル状になっているもの。つまり、形状が薬に似ているものをそう呼んでいるにすぎません。

ということで、サプリも含めて健康食品というのは、すべて食品の範疇。したがって医薬品医療機器等法（旧薬事法）で規制されている薬とは違って「〇〇に効く」といった効果効能をうたうことはできません。

ただ例外があって、国が立ち上げた**「保健機能食品制度」**で定められているものであれば、国が定めた安全性や有効性に関する基準などの決まりにのっとって機能性の

表示ができることになっています。

これが**「特定保健用食品（通称トクホ）」**と**「栄養機能食品」**であり、また2015年4月に制度化された**「機能性表示食品」**です。

それらの具体例については各章で取り上げましたが、ここでは、この制度の概要について少し説明しますね。

◆特定保健用食品（トクホ）

一般にトクホといわれているもので、体の生理機能などに影響を与える成分（関与成分）を必ず含み、「お腹の調子を整える」「脂肪がつきにくい」など、特定の保健効果が期待できる旨を表示した食品。

事業者が提出したヒト試験データを基に国が有効性、安全性、品質などの科学的根拠を審査の上、許可しており、トクホマークはその認定印です。

トクホは、製品ごとに審査を受ける**「個別許可型」**なので取得するにはかなりの費用や日数もかかりますが、そのハードルを低くしたものが**「規格基準型トクホ」**です。

これだと、指定成分として決められている成分を関与成分として申請すれば試験データなども省略できるので、申請する会社にとってメリットは大きいとされています。その指定成分の代表的なのが難消化性デキストリンですが、これについて別途、コラムで取り上げたのでそちらをご覧ください（86頁参照）。

トクホの肝心の効果は、「とくに気になる症状のある人が、それを改善するための一助になる」といった程度。効果は限定的で、万人に効くものではなく、過大な期待は禁物です。

◆栄養機能食品

不足しがちな栄養素の補給を目的としたもので、ビタミン13種、ミネラル6種、脂肪酸1種が対象。トクホとは違って、それらの栄養素が規格基準（量の上限値・下限値も決められている）に合っていれば「栄養機能食品」と表示することができます。

どの栄養成分についての表示か、がわかるように、例えば鉄の場合なら「栄養機能食品（鉄）」と栄養素名を明記し、さらに、「鉄は、赤血球を作るのに必要な栄養素です」などと、その栄養素の機能表示をするのも決まりです。

最近は、サプリでもビタミン、ミネラル系以外のもの、また普通の食品形態のものでも栄養機能食品を標榜する品が増えています。本書でも何品か取り上げましたが、栄養機能食品といっても含まれている一部の栄養素が規格基準に合っているだけで、その製品自体の栄養機能を言っているわけではないので、そこを勘違いしないこと。栄養機能食品と書かれていたら、まず「どの成分についてか」を確認し、自分にとって必要な栄養素かどうかも見極めないと。食事で十分摂れていれば必要ないわけですから。

認められた栄養成分

ビタミン：ナイアシン、パントテン酸、ビオチン、ビタミンA、ビタミンB_1、ビタミンB_2、ビタミンB_6、ビタミンB_{12}、ビタミンC、ビタミンD、ビタミンE、ビタミンK、葉酸、

ミネラル：亜鉛、カリウム、カルシウム、鉄、銅、マグネシウム、**脂肪酸**：n－3系脂肪酸

◆機能性表示食品

同じ保健機能食品の中に位置づけされていますが、トクホとは異なり、事業者責任で「体にいい機能性」を表示できるというもの。ただし、事業者が独断でやっていいわけではなく、健康効果を科学的に証明するために製品を用いた臨床試験データや研究レビュー（公開済みの複数の研究論文）が必要で、それらを添えて、販売の60日前までに表示内容などとともに消費者庁に届け出ることになっています。

健康食品の分類

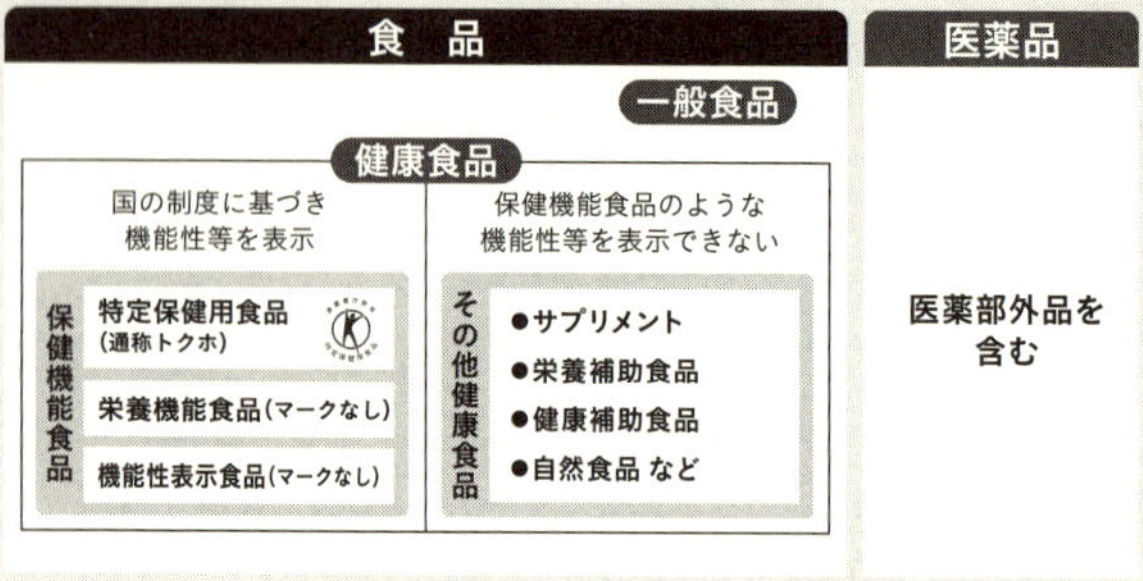

※原則として医薬品との誤認を避けるため、食品に「治る」など医薬品的な効果を表示することはできません。

消費者庁「健康食品Q&A」より

一般の加工食品や健康食品だけでなく、生鮮食品も含む食品全般が対象です。

2019年3月現在で、すでに1800件を超え（1849件）、ますます増えそうな勢いですが、事業者任せの制度であるせいか、科学的根拠が不十分だとか安全性が懸念されるなど、消費者庁の事後チェックでも問題製品が少なくなかったとか。

機能性表示食品の届出情報は消費者庁のウェブサイトで開示されているので、関心のある方はぜひご覧ください。題名を入れて検索すると、すぐ出てきます。

なお、トクホ、栄養機能食品、機能性表示食品には、共通して「食生活は、主食、主菜、副菜を基本に、食事のバランスを」との表示が義務づけられています。

どんな場合も「普通の食生活が大事！」ということですよね。

第7章 ミネラルウォーターの『天然水』は意味がある？

「天然水なのにお金を払わされ（広島 毎日珍文社）」

もう数年前のことですが、ある日の毎日新聞にこんな川柳が載っていました。

そういえば、水はそもそも天然のものですよね。なのに今や、『**天然水**』を名乗るミネラルウォーターが売買されているわけで、考えてみればおかしな話。

以来、〝天然水ウオッチャー〟を続けていると、水を買う際に、「こっちは『**天然水**』だから」という理由で品選びをしている場面に一度ならず出くわしました。

ネーミングの威力に驚くとともに、見回すと、天然水だらけという感じですが、一方で、それをアピールしていない品もあります。

『**天然水**』を名乗っている品とそうでない品と、どこがどう違うのか。

本章では、ネーミングで『**天然水**』を名乗ることの意味を考えてみたいと思います。

さらに、【付】として、ミネラルウォーターと水道水との比較も取り上げてみました。

ミネラルの含有量をはじめ、誤解も多いようなので。

【お断り】ミネラルウォーターといっても厳密な定義があるわけではなく（食品衛生法では、ミネラルウォーター類として「水のみを原料とする清涼飲料水」としているが）、一般にペットボトルなどの容器に入れて販売されている飲料水をそう呼んでいるだけのこと。ただ農林水産省の〈ミネラルウォーター類の品質表示ガイドライン〉で4つに分類しているうちの1つに「ミネラルウォーター」という区分があるのでややこしいのですが（213頁参照）、本章ではミネラルウォーターを、あくまで一般的な呼称として使いました。

気になる商品1

『天然水』をウリにするミネラルウォーター

——『天然水』といえる根拠は？

『天然水』が氾濫しているが

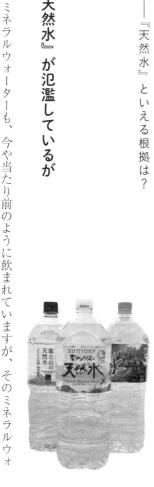

ミネラルウォーターも、今や当たり前のように飲まれていますが、そのミネラルウォ

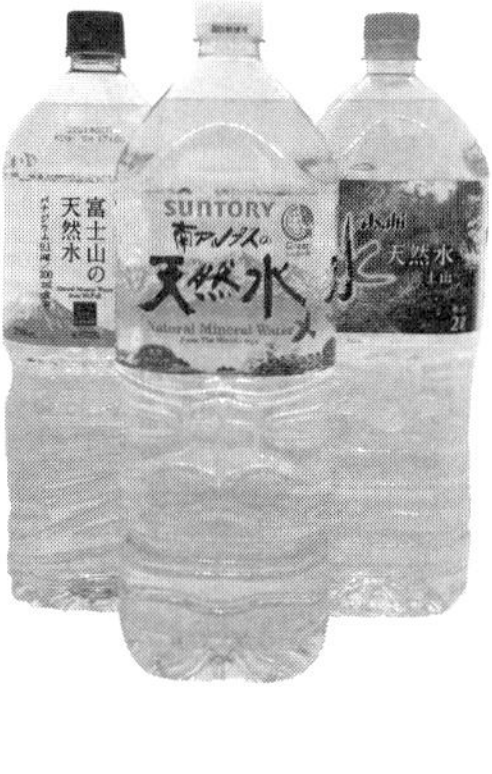

ーターで多いのが『**天然水**』を名乗る商品です。

そこで、『**天然水**』を名乗る品を見かける度に買っていたら、半年間に9品にもなりました。『**サントリー 南アルプスの天然水**』（サントリーフーズ）、『**富士山の天然水**』（キリンビバレッジ）、『**富士山麓のおいしい天然水**』（ポッカサッポロフード&ビバレッジ）、『**アサヒおいしい水 天然水**』（アサヒ飲料）、『**天然水**』（ジャスティス）、『**からだにうるおうアルカリ天然水**』（ケイ・エフ・ジー）などなど。また、『**い・ろ・は・す**』（コカコーラカスタマーマーケティング）のようにネーミングには使っていなくても、ネーミングのすぐ下に「日本の天然水」と書いてある品もあります。

しかもこうした〝天然水アピール商品〟、ますます多くなっている感じなのです。

何をもって『**天然水**』といえるのか。

その根拠について、ネットで検索してみましたが、ミネラルウォーターすべてをいうように書いてあったり、特定の会社の『**天然水**』の宣伝であったり。そうかと思うと、「自然のままの水。天然にある水」とだけ書いてあるなど、要するにはっきりしません。

それを売っている会社ならわかるかと、『**南アルプスの天然水**』の販売元サントリーフーズをはじめ各社に聞いてみたところ、一社のみが「もしかしたらガイドラインで決まりがあるかも」と答えてくれました。

そういえばと思い、前記【お断り】の中にも書いた農林水産省の〈品質表示ガイドライン〉（１９９０年制定）を調べてみると、その中に一応の決まりがあったのです。

ガイドラインによれば「市販品はほとんどが天然水」

「『天然水』についての一応の決まり」とはどんなものか、それを説明する前に、ミネラルウォーターの分類について少し。

ミネラルウォーターには、たしかに厳密な定義はないのですが、同じこの〈品質表示ガイドライン〉で、原水や処理方法によって次のように分類しています。

1．ナチュラルウォーター…特定の水源から採水された地下水を原水とし、沈殿、ろ過、加熱殺菌以外の処理をしていないもの。

2．ナチュラルミネラルウォーター…「ナチュラルウォーター」のうち、とくにミネラルが地下で自然に溶け込んだ地下水を原水としたもの。

3. ミネラルウォーター…「ナチュラルミネラルウォーター」を原水とし、人工的にミネラル分を調整したり、複数の水を混ぜ合わせたりしたもの。

4. ボトルドウォーター…前記以外の飲料できる水。

ミネラルウォーターについては、これが唯一、定義らしいものですが、この分類とて、「商品に表示するとき、『品名』としてこのように書きなさいよ」というもので、規格基準として決められたものではありません。要するにミネラルウォーターというもの、かなり曖昧な商品なのです。

ちなみに、自治体がPR用に売っているペットボトル入り水道水（『東京水』）なども、このボトルドウォーターの範疇です（品名ボトルドウォーターと書いてある）。

ところで、「『天然水』についての一応の決まり」ですが、この〈ガイドライン〉の中に〈表示禁止事項〉という項目があり、そこに、次のように書いてあったのです。

「ナチュラルウォーター、ナチュラルミネラルウォーター以外のものは、『自然』、『天然』の用語及びこれに類似する用語」を使ってはならないと。

言い換えると、「4つの区分のうちこの2つ、即ち、ナチュラルウォーターとナチュラルミネラルウォーターなら、これらの用語を使ってもいい」ということ。

しかし、ネーミングに使うことについては全く触れられていません。

この〈ガイドライン〉ができたのは30年近く前の１９９０年。当時は、ネーミングにまで使うことなど予測していなかったのでしょう。

ともあれ、どんな水も「天然水」としていいわけではないことはわかりますが、分類した4種類のうちで一番多いのは2番目の「ナチュラルミネラルウォーター」で、市販品ではこれが9割以上とか。

と聞いて改めて表示を見ると、私が買い集めた9品も、『**天然水**』を名乗っていない他の品も、〈一括表示〉には同じく「品名：ナチュラルミネラルウォーター」と書かれています。何のことはない。市販品は、『**天然水**』を名乗る名乗らないに関係なく、ほとんどが同じ「天然水」だということ。であれば、ことさらネーミングで『**天然水**』を強調することはないと思うのですが、『**天然水**』というといかにも自然な感じ。売る側からすればそこが狙い目。『**天然水**』なるネーミングはまさに売らんがためのもの……。と思うと、『**天然水**』を名乗らない品のほうが良心的に思えてきます。

「天然」「自然」を禁止している食品も多い

ＥＵ（欧州連合）のミネラルウォーター（一般名称）は、「無殺菌・無除菌で、採取した水に一切手を加えない」ことを前提にしています。それに対して日本の場合は、沈殿、ろ過、加熱殺菌しているものが大半とあって、本当の意味での天然水とはいい難いですよね。

そのことからしても、いっそ「天然」なる用語を使えないようにしてはどうでしょう。

ちなみに「天然」「自然」といった用語は、国の決まりや業界のルールで禁止になっている食品も多く、個別の食品表示基準ではトマト加工品や果実飲料、味噌、醤油、食酢、風味調味料など10品目以上。表示に関する公正競争規約でも、数品目以上です。

ひと頃、多く出回っていた『**自然塩**』や『**天然卵**』を名乗る商品、今では、ほぼ姿を消しました。これも、公正競争規約ができて使用禁止になったからです。

　公正競争規約はあくまで業界の自主ルールですが、それなりの効果はあると見ました。

　日本ミネラルウォーター協会に電話して、これらのことも話してみたのですが、「当業界として公正競争規約を作ることは考えにくいし、今のガイドラインを見直すつもりもない」とのこと。この件については、本制度の大本である農林水産省表示・規格課にも聞いてみたのですが、「今のところそうした動きはない」。

　といった状況なので、当分、**『天然水』**の氾濫は続きそうです。

『天然水』の氾濫といえば、発泡酒や卵豆腐にまで「天然水仕込み」と書いてあるのをよく見かけますが、これとて、例のガイドラインで「天然」の使用が許されている区分水を使っているだけのこと。しかもそれは、一般に出回っているミネラルウォーターのことで、天然の、特別な水で仕込んだわけではありません。

　こうした、〝天然水アピール商品〟を見るにつけ、思うのです。

「天然」「自然」という用語、加工食品すべてに使用禁止にしたほうが、と。

『アルカリ』と付くと〝健康効果〟がありそうだが

買い集めた9品の中で、ひときわ目立ったのが**『からだにうるおうアルカリ天然水』**です。

「地下300mの花崗岩の下から汲み上げた天然のアルカリイオン水」で、「おいしさを損なわないよう〝非加熱〟でボトリング」との触れ込みですが、この**『アルカリ』**が気になって製造元ケイ・エフ・ジーに聞いてみました。と、「『pH値8・2』で、アルカリなのは事実。だが、アルカリ性であることが体にいいか否かの証明はされていない」。

後日、連絡があり、「地元の浜田市の保健所、及び島根県の環境生活総務課に聞いてみたところ、『ネーミングに薬事的な文言は入っていないので問題ないのでは』と言われた」とのこと。「では、**『からだにうるおう』**というのは？」と聞くと、「それは、体に水分が十分巡っていくということで……」。「あら、お水ならどれもそうじゃないですか」と言うと、「はあー」。

こんなやりとりもありましたが、最後には、「表示については一般の関心が高まり規制も厳しくなりつつある今、このままでいいとは思わない。今回のご指摘は消費者代表の意見として真摯に受け止めたい」と。

一方、**『アルカリイオンの水』**（キリンビバレッジ）という品もあります。

会社に、「どんな効果があるのか？　ネーミングに**『アルカリイオン』**と冠する意味は？」と聞いてみると、「採取した水を電気分解して弱アルカリ性にしている。そのため食事のときの油切れがよくなるので、口の中がさっぱりするのが特徴」。そして、「このネーミングは効果をうたっているのではなく、表示に書いてあるようにこの水は『pH値8・8～9・4』とアルカリ性なので、その事実をいっているだけ」とのこと。

なお本品、「天然水をアルカリイオン化した水」と書いてあり、ここにも「天然」の用語が出てきたのにはびっくり。「名称：ボトルドウォーター」となっているのに。

アルカリといえば、かつて食品をアルカリ性・酸性に分け「両方のバランスをとる必要がある」と言われていたことがあります。が、栄養学の進歩とともに、体液のpHは食べたものに関係なく常に弱アルカリ性を保つことがわかって、この説は完全否定されました。アルカリ性・酸性に分ける意味もないとして。

ところが、野菜や海藻類がアルカリ性に分類された名残からか、「アルカリ性は体にいい」と思っている人が今でも多いようですが、前記ケイ・エフ・ジーの人が言っていたように、効果が立証されているわけではありません。

今回、「アルカリ性による効果」について栄研にも調べてもらったところ（データベースに出ていなかったので）、「現時点においては、有効性に関する信頼できる十分なデータは見当たらない」そうで、「うるおう」との表現も、「不適切な効果効能を標榜しているとまでは言えない」とのことでした。

これでは、〝言った者勝ち〟ですよね。

販売促進のために、実証データもない言葉が使われている……。

ところで市販品を見ると、「バナジウム含有」と書いてあるものも結構あります。バナジウムが「脂肪の燃焼を促進する」「血糖値を下げる」「コレステロール値を下げる」などと言われるからでしょうが、これも明確な裏付けはないようです。栄研のデータベースにも、「ヒトでの有効性に関する十分な科学的実証は見当たらない」と。

「アルカリ」だけでなく、このように「体にいい」とのイメージ効果を狙った用語や表示を多く見かけますが、何らかの規制を、と願うばかりです。

まずは、それらに惑わされない消費者でありたいものですが。

気になる商品2
『桃の天然水』
――添加物も使った加工水なのに

味と香りを付けた清涼飲料水

「ミネラルウォーターで『**天然水**』と名乗るのは売らんがため」だと書きましたが、なんと、フレーバーウォーターでも『**天然水**』を名乗っている品があるのです。その名は、『**桃の天然水**』（サントリーフーズ）。

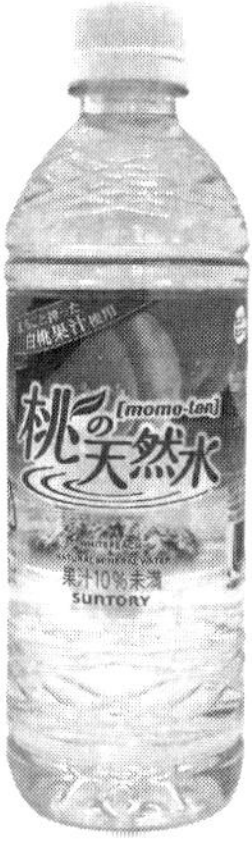

なおフレーバーウォーターとは、水にほのかに味を付けた清涼飲料水のこと。他の清涼飲料水より甘さを抑え、カロリーも低いものが多く、ニアウォーターとも呼ばれます。

さて**『桃の天然水』**ですが、1996年発売だそうなのでかなりのロングセラーもの。ピンクを基調とした絵柄も可愛らしく、「桃天」の愛称で、知名度、人気ともに抜群でした。

「でした」と書いたのは、販売元だった「ジェイティー飲料」が飲料部門から撤退したためで、2015年に突然、販売中止になってしまったからです。

しかしそれを惜しむ声も多かったそうで、約1年後に復活販売され、今度は、「販売者：サントリーフーズ」に。内容量は、以前の490㎖から550㎖になりましたが、ネーミングも絵柄もそのまま。そしてラベルには、「帰ってきた桃の天然水。まるごと搾った白桃果汁と清冽なサントリー天然水で仕上げました」と、ここでも「天然水」をPR。

またネット広告でも「これまでの美味しさをそのままに、当社独自の中味技術を活用することで、飲み飽きない、香り立ちふくよかな～」と盛んにPRしています。

本品の復活を喜んでいる方に水を差す気はないのですが、私がやっぱり気になるのがこのネーミング。『**天然水**』を名乗っていることです。

ちなみに〈一括表示〉は、「名称：清涼飲料水」で、「原材料：ナチュラルミネラルウォーター、糖類（砂糖、高果糖液糖）、もも果汁、食塩、酸味料、香料」となっています。これだけいろんなものを配合して『**天然水**』とは、どういうこと？

水は、〈ガイドライン〉で「天然」の用語を使用していいとされているナチュラルミネラルウォーターを使っているものの、糖分や果汁、さらに食品添加物である酸味料、香料まで入れているというのに。

「あくまでも商品名なので……」で、許される？

「会社の言い分はいかに」とサントリーお客様センターに聞いてみると、「この商品は清涼飲料水で、『果汁10％未満』と書いてあるように、商品自体、天然水ではない。ただ、『サントリーの天然水』を使っているので」とのこと。そして、「商標登録も取っているし、あくまでも商品名ですから〜」。

商標登録とは、ネーミングやキャラクターについて特許庁に出願して権利を得ること。すでに登録済みであれば、他社は、同じネーミングやキャラクターは使えません。

ただ、商標登録を取っているというといかにもそのネーミングが役所で認められたかのようですが、商標登録とそのネーミングが不当表示（優良誤認）か否かといったこととは直接の関係はなさそうです。

特許庁に聞くと、「誤認を生ずる恐れのある商標は登録を受けられない旨の規定はあるが、現実、他の法令に抵触するかまではこちらでは判断しかねるので」。

つまり特許庁は、商標登録を申請したネーミングが誤認を与えるかどうかのチェックまではしていないようなのです。

いずれにしろ本品、『**天然水**』を名乗っていても中身は天然水とはほど遠く、全くの加工水でした。

最後に、本品のネーミングについて再度――。

冒頭に書いた〈品質表示ガイドライン〉の規定にもあるように、「天然水とはほとんど手を加えていない水のこと」ですし、私自身、「天然水＝何も混ぜていない水」と思っているので、本品が『**天然水**』と名乗ることにはどうにも違和感があるのです。

その後のこと

この原稿の執筆後、いつの間にか本品が店頭から姿を消しました。販売元に聞くと、「2018年8月に販売を中止した。在庫がある店はまだ売っているが」とのこと。販売中止の理由が、『**天然水**』を名乗るのに気が引けて、というのなら結構なのですが。

【付】

ミネラルウォーターvs水道水

——それぞれに誤解が多いが

ミネラル分はむしろ水道水のほうが多い

ミネラルウォーターとは、冒頭に書いたように、ペットボトルなどに入れて売られている飲料水のこと。そう呼ばれるようになったいきさつはわかりませんが、いずれにしろ一般名称であり、いわゆるネーミングではありません。

それはそうとミネラルウォーター、この名称から、「ミネラル分が豊富」と思っている人が大変に多いのですが、ミネラルの量や種類については規定すらなく、例の〈品質表示ガイドライン〉でも、それについては一切触れられていません。

しかし、実際にはどうなのでしょう。

熊本県消費生活センターの「ミネラルウォーター類と熊本地域の水道水」を比較した報告書（2013年9月）を見ると、「水道水のほうがカルシウムやマグネシウム、カリウムが多いものがあった」。そして、「国産ミネラルウォーターは水道水よりミネラル成分が少ない場合がある」と。

「水道水と比べてどうか」は私も気になっていたので、東京都の水質検査の数値（新宿区の場合）と『**南アルプスの天然水**』の場合を比較してみたことがあります。結果は、ナトリウム、カルシウム、マグネシウムともに水道水のほうが1・5倍多かった……。

以上、ほんの限られた例ですが、「ミネラルウォーターのほうがミネラル分が豊富というのは誤解」とだけは言ってよさそうです。

ところが、ミネラルウォーターにミネラル分を期待して飲んでいる人も実際にいます。で、ミネラルの代表格カルシウムについて牛乳と比較してみると――。

カルシウムが多い牛乳と比較するのはちょっと酷な話ですが、今手元にある7品の平均値は牛乳のなんと1／100程度。輸入品『**エビアン**』は多めですが、それとて牛乳の1／10以下でした。

ということで、ミネラルウォーターにミネラル分を期待するのは所詮、無理というもの。当然ながら、ミネラル分は食事から摂るように、ということです。

輸入品のミネラルウォーターで美容効果をアピールして売っている『**コントレックス**』や『**クールマイヨール**』などもありますが、これらも、カルシウムは牛乳の半分以下。マグネシウムも牛乳よりは少なめです。今は、どれにも〈栄養成分表示〉が書かれているので、自分で比較してみるといいですね。

ネットの〝効果あり〟口コミ情報は、眉に唾をつけたほうが、と思います。

水質基準も水道水のほうが厳しい

ミネラルウォーターを利用している人たちに聞くと、「水道水が不安だから」とか「ミネラルウォーターのほうが安全」と言うのですが、どちらも基本的には安全と思っていいでしょう。

ただ、規制している法律が違います。

水道水は水道法（厚生労働省）による水質基準に基づいて河川の水を浄化して供給しており、水質基準には細かい規定があります。鉛やトリハロメタンなどの健康に関連する項目（31項目）と色度、濁度、臭気などの水道水が有すべき性状に関連する項目（20項目）と。で、それらすべてをクリアした水が水道水として家庭に届くわけです。

一方のミネラルウォーターは、食品衛生法の中で清涼飲料水の一種として規制され、クリアすべきチェック項目は「殺菌・除菌工程有りの場合39項目」「それらの工程なしの場合14項目」など。こうした項目の数も水道水よりは少なく、また、ヒ素やフッ素など一部の基準値は水道水より緩く設定されています。

このように基準の観点が違うので単純比較はできないものの、両方を比較すると、数値的には水道水のほうがはるかに厳しいことがわかりました。

２０１８年夏に清涼飲料水の規格基準が一部改正され、ミネラルウォーターに対して若干厳しくはなったものの、水道水のほうが厳しい点は変わりません。

基準が厳しければ、それだけで安全性が高いとはいえないでしょうが、少なくとも私は、日本の水道水は十分に安全だと思っています。

水道水をおいしく飲む方法

ただ、味の点となると別です。

水道水は、塩素殺菌が義務づけられており、蛇口における残留量も一定（残留塩素0・1㎖／1ℓ以上）を保持するのが決まりです。この塩素臭が味の点でもネックで、水道水がまずいと言われる最大原因でもあります。

しかし、最近の水道水は、高度浄水処理設備の導入でかなりよくなっているのは事実。オゾンの強力な酸化力と生物活性炭による吸着機能を活用しているとか。

前記、熊本県消費生活センターでミネラルウォーター類と水道水のテストをした折、ミネラルウォーターと水道水の官能テスト（人間の感覚で品質を評価する）もしています。テストした人は24名で、結果は、ミネラルウォーターはものによって違い、水道水はカルキ臭と独特の甘みがあったとのことですが、「水道水は20℃以下に冷やすことでおいしく飲むことができるため、味覚的にも遜色ないと考えられる」としています。

私も、そうしたテストは何度かしたことがありますが、その差を判別できた人はごく少数でした。まして冷蔵庫で冷やした水となるとわかりにくいです。

そんな経験からも、私自身は、飲み水も水道水でいいと思い、そうしているのですが、味やにおいの点で「水道水はどうしてもイヤ」と言う人もいます。

そういう人たちに言いたい！　案外思い込みもあるので、それぞれを冷蔵庫で冷やしておいて飲み比べてみては、と。違いはわかっても、この程度なら構わないとなるかも。

友人で、「ミネラルウォーターの空容器に水道水を詰めて冷蔵庫に入れておいたが、家族は全くわからなかった」と言う人がいます。これも試してみる価値はありそう。

ちなみにミネラルウォーター、値段は、水道水の1000倍以上につきます。

「塩素臭が気になる」と言う人のために付け加えると――。

塩素臭を取るには、やかんの蓋を取って2～3分煮沸、あるいは半日くらい汲み置くという手もあります。貯水槽や水道管が原因のカビ臭には浄水器が役立つこともありますが、その場合も安いピッチャー型で十分。カートリッジの取り替えを忘れないこと。

浄水器といえば、訪問販売で高い機器を売り歩く商法も横行しているのでご注意を。

この章のポイント

『天然水』を名乗るミネラルウォーターが多いが、そう名乗っていなくても市販品は、〈ガイドライン〉の規定ではほとんどが同じ「天然水」となる。『アルカリ』を冠した水もあるが、健康効果は期待できない。またミネラルウォーターだからと、ミネラル分が多いわけでもない。水道水はまずいと決めつけず、冷やして飲み比べてみては。

終章　ネーミングと広告、今後に向けて

私たち消費者ができること・すべきこと

ここでは、私の経験から日頃から心がけてほしいことをまとめてみました。

ネーミングや広告を素直に信じる前に、商品について調べ、気になることが出てきたときはもう一歩踏み込んで行動を起こしてみてください。そうした人が増えることがひいては世の中をよくすることになる。これは、消費生活関連分野で長年過ごしてきた私の信念でもあります。まずは、表示をしっかり見ることからはじめてみませんか。

1 原材料欄で中身の〝正体〟を知る

商品の中身を知る手がかりは表示ですが、これには大きく分けて〝売らんかな表示〟と義務表示があります。

私がいう〝売らんかな表示〟とは、ネーミングやキャッチコピー、イラスト、写真などのことで、商品をアピールするためのもの。要は、売りたいがための表示ですね。

もちろんこれにも法規制（食品表示法や景品表示法など）はありますが、基本的に企業の自由裁量に任されているだけに現実、行きすぎも多い。

買うとき、〝売らんかな表示〟だけで判断してはいけないということです。

それに対して義務表示とは、法律（食品表示法）で決められた表示のこと。具体的には食品表示基準の中で、「こう書くように」と決められています（256頁参照）。

ワクで囲まれた中に「名称（又は品名）」「原材料名」「消費期限（又は賞味期限）」などが書かれている〈一括表示〉がそうで、パッケージのだいたいうら面に位置しています。項目や書き方にも決まりがあり、ここに書いたことがもし法律の規定を守らなかったり、事実通りでなかったりすると法令違反（食品表示法違反）となり、厳しく罰せられます。したがって、ここの欄には一応、事実通りのことが書かれているはずなので、とくに原材料欄の確認を。ここを見れば中身の〝正体〟がほぼわかるからです。

序章に書いた『**新潟こしひかりチーズケーキ**』の場合も、原材料欄を見てはじめてお米（こしひかり）の量が〝ほぼゼロ〟とわかりました。

よくある「無添加」表示も、原材料欄を見れば「何を使っている・いない」は明白です。数年前、ノンアルコールビールの『**キリンフリー**』が、「無添加（人工甘味料・合成香料・酸化防止剤不使用）」と盛んにPRしながら、その実、調味料（アミノ酸）は使っていたことがありました。それも原材料欄を見てわかったこと。

とにかく、いつどんなときも〈一括表示〉、とくに原材料欄を見る。そして中味の〝正体〟を知るのが先決と心得たいですね。

なお、〈一括表示〉と書きましたが、そうしたタイトルが付いているわけではなく、この枠で囲まれた表示を一般にそういっているだけのこと。本文中、〈一括表示〉の「名称は～」とか「原材料名～」などと書いてきたのは、ここのことです。

2 「これはおかしい！」を大切に

本書で取り上げた商品は、どれも、私が「これはおかしい！」と思って調べたものですが、日常での「あれ？」という感覚、これが意外に当たるというのも実感です。

その、「あれ？」と思ったことが的中した、こんな場面もありました。

〈栄養成分表示〉の誤表示を見つけたのです。

数年前のことですが、駅弁を食べたらいやに味が濃い。で、うら面の〈栄養成分表示〉を見たら「ナトリウム452㎎」と書いてある。で、これにナトリウム量から食塩量を算出するときの換算係数2・54を掛けたら1・15g。つまり、食塩がたった1g強ということです。「換算係数」などというと面倒に思うでしょうが、このときは食品表示法の施行前でまだ「ナトリウム」表記だったので、こうする必要がありました。が、今は「食塩相当量」として表記されているので、計算の必要はありません。

この駅弁、食べた感じは少なくとも5gはありそうでした。なのに、「1g強」とはおかしい。「もしかして……」と思って製造元に問い合わせると、果たせるかな誤表示でした。「申し訳ありません。今、改訂中で」。

なお、この〈栄養成分表示〉、食品表示法では〈一括表示〉と同じく義務づけになりました（256頁参照）。が、この〝駅弁騒動〟のときはまだその前だったので、書かなくてもかまわなかったわけですが（任意表示）、書く以上は間違っていたら法令違反になります。したがってこの場合、明らかに法令違反ということ。でも、業者さんはしきりに恐縮していたので、保健所などに通報することはしませんでしたが。

3「なぜ？」「どうして？」と思うクセをつける

この駅弁の例から、「これはおかしい！」とピンとくるにはある程度の知識が必要と思う人がいるかもしれません。知識はあったほうがカンが働きやすいのは事実ですが、表示に関心を持って見ていると、「あれ？」と思い、それが疑問に発展することがよくあると思うのです。

「なぜ？」「どうして？」といえば、こんなこともありました。

『**野菜粒**』（小林製薬）という、野菜を乾燥・粉末にした錠剤タイプのサプリがあります。「1日の目安5粒」だそうですが、では、その5粒を飲むとして、「1日に摂取したい野菜量」のどのくらいをカバーできると思います？

実はこの件は、友人からのSOSでした。「夫が野菜を食べず、『これを飲んでいるから大丈夫』と言うが、この5粒で1日分の野菜をカバーできるなんて、とても思えないんだけど、あなた、どう思う？」と聞いてきたのです。

パッケージには、「18種類の野菜をぎゅっと凝縮」と書いてあり、さらに1日目安量あたりの含有量が「ニンジン何mg、タマネギ何mg、タマネギ何mg～」とズラリ並んでいます。これを見れば、彼女のご主人ならずとも野菜は大丈夫という気になりそう。では、本当のところはどうか。〈一括表示〉の「内容量」から１粒の重さは３５０mg、野菜は水分が約90％以上だから……などとブツブツ言いながら販売会社の小林製薬に聞いてみたらなんと、「１日分（５粒）は生野菜22ｇに相当」だとか。

ということは、「野菜摂取の１日目標量３５０ｇ」の１／10にも満たないわけで、飲んでもほんの気休め程度ということですよね。

この場合、友人は、「野菜の１日摂取目標量は３５０ｇ」と知っていました。だからこそカンが働いたのかもしれませんが、この品を見たらあなたも、「１日分の野菜のどのくらいをカバーできるのか」と疑問に思うのではないでしょうか。それとも……。

何が言いたいか。素直な消費者返上を！　ということ。つまり、「なぜ？」「どうして？」と思うクセをつけてほしいのです。

次に、その疑問をどうするか。

4　疑問を解決するための近道は

疑問を解決する方法としては、スマホやパソコンで調べるほか、商品に関しては私がよくしているように、やはりその商品の製造会社や販売元に聞くのが手っ取り早い。慣れないと敷居が高いかもしれませんが、「お問い合わせ、ありがとうございます」などと言われることもあるほど。消費者が素朴な疑問をぶつけるのは企業にとっては〝消費者ニーズ〟の収集、つまり「消費者はどんなことが気になるのか」を知る上で大歓迎だからです。で、今はほとんどの商品に書いてあるフリーダイヤルの「0120〜」に気軽に電話を、と思うのです。

電話するときのコツは、まず自分なりに調べた上で聞くこと。すると相手の対応も違ってきます。その会社の広告サイトも見てからのほうがいいでしょう。

広告サイトで、質問事項を書き送って返事をもらう方式にしている会社もあります。これは記録が残るのと責任ある回答が得やすいのがメリット。回答に時間は要しますが。

会社とのやりとりで納得できないとか、答えが通り一遍で物足りないといったときは、即席ラーメンなら日本即席食品工業協会、卵なら日本養鶏協会といった、その商品の業界団体に聞くのもお勧めです。法規制や技術的な質問にもきちんと対応してくれますし、〝業界事情〟がわかって興味深いこともあります。

行政機関に問い合わせるなら、一番のお勧めは、農林水産省の［消費者の部屋］です。ここは、表示に限らず「『食』のことなら何でもどうぞ！」です。

同じ行政機関で、消費生活センターや保健所に聞くのも手ですが、残念ながら、食品表示に強い人がいないことがあります。その場合は、直接、消費者庁や県の機関に問い合わせるといいのですが、それについては後述（244頁参照）します。

なお、**自分で調べるときのネットでの情報源**は、次の4つがお勧めです。

①食品表示全般であれば、消費者庁の「知っておきたい食品の表示」

食品表示の決まりが網羅されているので、全般的なことはこれでほぼわかる。ただし、個別のことで詳しく知りたい場合は、例えば「機能性表示食品」などと項目を立てて検索するとそれに関するもろもろが出てくるので、目当てのものをクリックしてそこを見ればいい。

②各都道府県で出しているリーフレットや学習教材など

例えば東京都なら、「食品表示を見てみよう」といったリーフレット、群馬県なら「ググッと役立つ食品表示ガイド」「ぐんま知っ得食品表示」なども出している。

これらは、消費者庁の情報をかみ砕いて載せているので初心者向き。さらに教材としてＤＶＤなどを用意している県もあるので、必要な場合は最寄りの都道府県に問い合わせてみること。

③健康食品については、消費者庁の次のパンフレット（又はリーフレット）を。

◆消費者の皆様へ（健康食品の表示について）
◆「健康食品５つの問題」
◆「健康食品Ｑ＆Ａ」

これらは、ネットでも見ることができる。

④国立健康・栄養研究所の『健康食品の安全性・有効性情報』

「広告ではいかにも効果がありそうだが実際はどうか」といった場合に、この中のサイト「素材情報データベース」は大変参考になる。ただあくまでも素材情報で、製品化した商品についてのものではないが、企業色がないのと内外の学術論文を広範囲に調べているので信頼性は高い。ヒト試験の結果もわかる。本書でも、ここに載っているデータをしばしば引用させてもらった。

5　表示に問題がありそうなときは

実際の食品表示に問題がありそうなとき、あるいは企業に連絡したが納得がいかないといったときは、次の機関に連絡するのがお勧めです。といっても、最初から自分の疑問が法律違反だとか、ましてどの法律に該当するかなどということは一般消費者にはわかりませんよね。とにかく電話して相談に乗ってもらうことからはじめるといいでしょう。

①消費者庁の食品表示企画課及び表示対策課食品表示対策室

消費者庁の代表番号に電話して用件を言うと、内容によって例えば、食品表示法がらみの相談だと食品表示企画課に。違反被疑情報だと表示対策課につないでくれる。表示対策課の中に食品表示対策室があり、食品に特化したことはそちらが担当しているとか。

ということは、健康食品に問題があったときはこの食品表示対策室が、景品表示法や健康増進法に照らしてそれなりの対応をしてくれることになっている。「ダイエットサプリ」などに措置命令が出たのはこの部署から。

ただし、一個人が情報提供したからとすぐに動いてくれるわけではないし、数が多いので、違反被疑情報はなるべく消費者庁のサイトにある決められた提供フォームに書き入れて送ってほしいとのこと。ネットを使わない場合は、次の機関を利用するのがお勧め。

②食品表示法の相談・被疑情報の受付窓口（住んでいる各都道府県）

県によって担当部署は異なるが（食品安全課、消費生活課、農産物安全課など）、疑問にも答えてくれ、また電話での情報提供も受け付けてくれる。

スマホやパソコンで標記の題名を検索すると各都道府県の受付窓口のＵＲＬが出てくるので、気軽に利用してはいかが。内容によって他の部署の連絡先も教えてくれる。

消費者庁よりも電話がつながりやすく、私の印象では、かかってくる電話数が少ないせいか対応も親切。違反事例の場合、「県内の事業者だとこちらで対応するが、全国規模で広範囲に販売している事業者の場合は消費者庁で」と、互いに連携をとっているとのこと。

③農林水産省の各地方農政局　消費・安全部表示・規格課

関東なら関東農政局、関西なら近畿農政局の同部同課で、ここは〈食品表示110番〉を開設しているところ。情報提供を受け付けるだけでなく相談にも応じてくれる。

農林水産省だけに原材料や産地の偽装問題など、つまり旧ＪＡＳ法がらみのことには強く、違反事例に対する動きも早いようだが、景品表示法など他の法律関連となると「うちは口を出せないので」と言われたこともある。とはいえ、対応は親切だし、こちらも消費者庁と連携しているとのことなので、まずは相談してみては。

前記のような行政機関の他に、**日本広告審査機構**（通称ＪＡＲＯ・ジャロ）というところもあります。ここは広告関連の企業による会員組織で、広告に対する苦情や疑問点についての相談を受け付けており、問題のあるものは制作者に注意や警告をしているそう。法的な処置までは無理ですが、広告主に自粛を求める効果はあります。

以上ですが、行政機関はどこも見事な縦割りで、またどの機関も、後の処理結果は教えてくれません。「せっかく電話したのに」と虚しい思いをすることもあるでしょうが、行政も、消費者の意見を企業活動に反映させたいとは思っており、元々そのために設置された機関・部署でもあるので、いくばくかの効果はあるはずです。

それに何より、私たちが声を上げることが世の中のために必要なのだと私は自分に言い聞かせつつ、納得できないことがあると行政機関に申し出ることにしています。

付け加えると、２０１５年に出た「消費者基本計画」（消費者基本法に基づき、消費者政策の推進を図るためのもの。5年毎に出る）の中にも、「消費者の意見を適切に反映させる」ことの重要性が書かれています。消費者ニーズをお役人に届けるという意味でもさあ行動を！と言いたいです。

適正なルール作りのために

——本書の執筆中に思ったこと

〝おかしなネーミング〟や表示をなくす根本対策は、やはり適正なルール作りと監視体制の強化だと思うのです。

ここでは、私が執筆中に思ったことを主に、それらの役割を担っている消費者庁及び業界団体の方々にお願いしたいことを書いてみます。

1　ネーミングへの規制や監視を厳しく

執筆中、つくづく思ったのは、ネーミングについての規制や監視が甘いことです。

それに関して消費者庁は、「義務表示ではないので」とか「景品表示法で対処するが、表示全体から総合的に判断して」とのことですが、序章にも書いたように、ネーミングは品選びの最初の拠り所。その商品の顔であり、看板です。それを考慮の上、規制や監視体制の強化を、ネーミングに特化した取り締まりもぜひ！とお願いしたいのです。

トクホや栄養機能食品、機能性表示食品など国の制度を適用している商品にはとくに厳しく！

なお基本的なことですが、食品表示基準の（禁止事項）の中に「実際のものより著しく優良又は有利であると誤認させる用語及びその他内容物を誤認させるような文字、絵、写真その他の表示」と書いてある中に、ネーミングも規制の対象になることを押さえて置く必要があるように思うのです。

2　ネーミング規制に向けての裏付け調査を

ネーミングは品選びの最初の拠り所と書きました。で、そうであることを実証するための裏付けというか、科学的根拠を示せる調査を早急にしていただきたい。

２０１８年、消費者庁は「打ち消し表示」に関する実態調査をしたそうですが、その中で、対象例を閲覧している間，消費者の視線の動きや滞留時間を解析できる調査をしたとか。

ネーミングの場合もそうした調査をすると、規制、取り締まりの必要性が明らかになること必至です。その結果を元に、ネーミングに特化した事後チェックをぜひ。そして将来は、ネーミングの事前チェックをする第三者機関ができれば、と願っています。

3　ネーミングと中身を合致させるルールを

ネーミングに主要原料や成分名を冠しているものも多くありますが、そうした場合、「原料や成分が一定以上含まれている」といったルールが必要ではないでしょうか。

例えば、『青汁』と名乗っていると「青汁原料がたくさん入っている」と誰しもが思いますが、そうでない場合が多く、事実を知ったら多くの人はだまされたと思うので。

これは、『黒酢サプリ』や『にんにく卵黄』のほか、成分名を冠したサプリ『ＤＨＡ＆ＥＰＡ』や『グルコサミン＆コンドロイチン』などの場合も同じです。

4　主な原材料には重量比率（％）の表示も

前記に関連してのことですが、主な原材料には重量比率（％）の表示も義務づけを。重量比率（％）の表示は、すでにＥＵ（欧州連合）をはじめ世界のおよそ50カ国で義務づけられていると聞きます。日本でも実現すれば、中身の〝正体〟がよりわかりやすく、また中身とズレたネーミングも少なくなると思われるのですが。

またＥＵを含む多くの国では、たとえ含まれている量が少なかったとしても、その原材料名がネーミングに使われたり、食品特性に不可欠な場合は、比率を表示するのが決まりとか。これも日本で義務化されれば、前記の『黒酢サプリ』や『にんにく卵黄』のような場合の量もわかるので、ぜひ実現してほしいと願っています。

5　広告にも、原材料名などの記載を義務づける

新聞広告やネットの広告サイトで、原材料名が見当たらないことが多々ありました。また、一見、きちんと書かれているように見えても、「有効成分」としてアピールした

いものだけを書いていたり、実際の商品と違うことが書かれていることも。

広告にも、商品への表示が義務づけられている〈一括表示〉はそのままを記載する決まりに。広告だけを頼りに品選びをする通信販売では、それを痛切に思います。さらにトクホ製品は、広告にも関与成分と許可表示の記載を。機能性表示食品の場合も、機能性関与成分と届出表示の記載は絶対に必要。これらも義務づけにしてほしいものです。

併せて、〈栄養成分表示〉の記載もぜひ。

6　問題の生じやすい特定用語にはそれなりの規制を

①「ダイエット」には基準・規制を

「ダイエット」には明確な定義も基準もなく、事業者の判断で使っているのが現状だが、この用語の影響力はすこぶる大きいので何らかの基準を。とともに、せめてネーミングに使うのは禁止に。ダイエットサプリには〝効果ズバリ〟のネーミングとして多く使われ、不当表示と思われるものも多いので。

また栄養強調表示で、エネルギーが低い旨を示す用語として「ひかえめ」「少」「ライト」などとともに「ダイエット」を使うことも許されているのが問題。紛らわしい上に、そのことを理由にネーミングに使われている例もあり、これは早急に修正すべき。

②「無添加」表示にも基準・規制を

「無添加」表示も、何をもってそういえるのかが曖昧で、実際に添加物を使用していながら「無添加」をウリにした品も多く、サプリでは、「合成着色料、香料、保存料すべて無添加」といった表示もよく見かける。添加物の栄養強化剤が主成分なのに。

「無添加」表示に関しては、「食品表示基準Q＆A」（加工－90）で一応の決まりはあるが、法規制ではないためか守られているとは言い難い。また「砂糖・食塩・香料無添加」などと書かれた品も多いが、添加物は砂糖や食塩とは別にしないと。

無添加表示の氾濫に対して日本食品添加物協会は、2018年1月にも「『無添加』『不使用』表示に対する見解」と題しての意見表明をした。それも考慮の上、「無添加」表示は一切の添加物を使っていない場合に限るなど、基準を明確に。法規制も厳しく！

また「無添加」では、ネーミングにまでそれを冠したジュースもあるので（『無添加野菜』など）、前記「ダイエット」と同様、早急にしかるべき対策を。

③「自然」「天然」は一律使用禁止に

「ダイエット」や「無添加」と同じく、「自然」「天然」も大はやり。何が自然で何が天然か、不確かなままにいろんな食品に使われているのが現状だ。しかしこれらの用語については、個別の食品表示基準で使用を禁じている食品も多いし、特殊卵や食塩のように、表示に関する公正競争規約で使用禁示にしている品もある。第7章で、この用語を「『ミネラルウォーター』には使わないようにしては」と書いたが（216頁参照）、加工食品全般、一律に使用禁止すべきと思う。

またミネラルウォーターといえば、よく見かけるのが「アルカリ」なる用語だが、これも使用禁止に。体液のｐＨは食べたものに関係なく常に弱アルカリ性を保つし、「アルカリ」が体にいいとの証明もされていないので。

7　野菜飲料にも果実飲料のような基準・規約を

トマトジュースや果実飲料などには個別食品表示基準や公正競争規約での決まりがありますが、最近多くなった野菜飲料にはそうした決まりはありません。そのせいか、各種の商品が売られ、表示も各社各様。〈一括表示〉欄の「名称（又は品名）」の書き方もバラバラで、また野菜分が50％以上のミックスジュースでは、野菜汁と果汁の配合比さえ書かれていない品もあるほど。基準・規約を早急に決めてほしいと願うばかりです。またネーミングについても、誤認を与えないための決まりがあれば、と思います。

8　青汁にも定義や基準を早急に

青汁については、「**3　ネーミングと中身を合致させるルールを**」で例として挙げましたが、青汁そのものの定義や基準がまず必要と思われます。それらがないためか「これで『青汁』を名乗っていいの？」といった品が多く、それは、トクホや機能性表示食品でも然り。具体例は本文中に書きましたが、「青汁」は一種のブームになっており、「青汁」の名で高く売られている品もあるので、それなりの決まりを早急に。

以上、私が気づいたことを書いてみましたが、消費者庁及び業界団体などルール作りや監視をする立場の方々にさらにお願いしたいのは、「この表示を消費者はどう受け止めるか」を常にイメージしていただきたいということ。

そうすれば、法規制や監視体制も自然に整備されていくように思うのですが、いかがでしょうか。

コラム

加工食品の表示のルール

販売されるすべての食品の表示のルールは、食品表示法（2015年4月施行）で決められています。その食品表示法を運用する上での具体的ルールを定めているのが食品表示基準で、ここには事業者が、加工食品、生鮮食品または添加物を販売する場合について表示すべき事項やその方法などが書かれています。

本書でも、「食品表示基準では〜」と書いたところが何カ所かありますが、「特色のある原材料」（17頁参照）や栄養強調表示（154・161頁参照）などについて決めているのもこの食品表示基準です。

なお食品表示基準には、加工食品（容器包装に入れられた）すべてに適用される事項と、それ以外に食品ごとに個別の表示基準がありますが、ここでは、一般的な加工食品の義務表示、それも基本事項だけをまとめてみますね。

〈一括表示〉

①「名称（又は品名）」「原材料名」「内容量」「消費期限又は賞味期限」「保存方法」「製造者名（又は販売者名）、あるいはどちらかの名称及び住所」がこの順に基本6項目で、その他、輸入品では「原産国名」と「輸入業者名（又は販売者名）」。国内で製造されたものには「原料原産地」も表示（2017年9月から義務化され、2022年3月末日まで猶予期間）。

②原材料は、使用した重量の割合の高い順に記載。添加物は原材料の後に、やはり使用した重量の割合の高い順に。

③原材料と添加物の区分は記号（／）、又は改行、あるいは別に欄を設けて表記。

④添加物8種類(※)については、物質名だけでなく使用の目的、用途などを併記。例えば甘味料（キシリトール）、保存料（ソルビン酸）など。

※保存料、着色料、酸化防止剤、発色剤、漂白剤、甘味料、糊料、防カビ剤。

⑤アレルギー表示はアレルゲン（義務表示とされる特定原材料7品目と推奨20品目の合計27品目）を原則、個別表記。「マヨネーズ（卵を含む）」、「生クリーム（乳成分を含む）」などと。ただし表面積に限りがあるときは例外的にまとめて書いても可。

〈栄養成分表示〉

①食品表示法で義務化され（以前は任意表示だった）、同時にナトリウムは食塩相当量として表記することになった。

②表示項目は、エネルギー、たんぱく質、脂質、炭水化物、食塩相当量の5項目。ただし炭水化物は、糖質と食物繊維と分けて書いても可。食塩相当量は、ナトリウムを添加していない食品にのみ、元々入っていたナトリウム量を併記することもできる。

③将来的に義務化を目指す推奨表示としては、飽和脂肪酸と食物繊維の2項目。

④任意で表示されている栄養成分は、ミネラル（亜鉛、カリウム、カルシウムなど）、ビタミン（ビタミンA、ビタミンB_1、ビタミンCなど）。

栄養表示をするときは、「1袋（又は○g）当たり」と必ず単位を明記するのが決まり。

【表示を見るときの主なチェックポイント】

ここを見れば、その商品がどういうものかのおおよそはわかる。

品　　名	蒸しかまぼこ
原材料名	魚肉（スケソウダラ、イトヨリダイ）、澱粉〜／保存料（ソルビン酸〜
内 容 量	100g
賞味期限	枠外に記載
保存方法	要冷蔵（0〜10℃）
製 造 者	○○株式会社 〈問い合わせ先〉お客様相談室 0120〜

中身の“正体”を知るには必須。記載順を見れば、使っている材料の多い少ないもわかる。

表記の保存方法を守ること。消費期限や賞味期限は、この保存方法とセットで書かれている。

消費期限は劣化が比較的早い食品に書かれてあり、期限内に食べたほうがいいとされる。賞味期限は劣化が比較的遅い食品に書かれてあり、おいしく食べられる期間のおおよその目安。

義務づけられているわけではないが、ほとんどは記載されており、またお客様相談室として「0120〜」の番号が書いてある品も多い。

「おわりに」に代えて

普段の食生活で心したいこと

本書では、主に健康食品のネーミングに的を絞って表示や広告との付き合い方についても書いてきましたが、どんな場合も、基本的にものをいうのは普段の食生活がどうか、です。これは、私のまわりの人たちを見ていていつも思うこと。

具体的に言えば、普段の食生活がしっかりしていて、かつ自信を持っている人は、まず健康食品のようなものに頼る気がない。したがって、誇大広告や〝おかしなネーミング〟に惑わされることもないようなのです。反対に、自分の食生活が不安で自信がない人は何かでカバーしないと、と思うせいか、そうしたものについ目が行き期待度も高くなり、結果としていかがわしい商品に大枚をはたくことになりがち。そんな気がしています。

ここでは、普段の食生活で踏まえておきたいことを書いてみます。

といっても、ごく当たり前、かつ簡単なことばかりなので、気楽に読んでくださいね。

「品数多く・腹八分目・野菜たっぷり」をモットーに

まず心がけたいのは、栄養のバランスと食べる量への配慮です。

その指針としては、コマをイメージしたイラストで「何をどれだけ食べたらいいか」を示した「食事バランスガイド」や、組み合わせがしやすいよう、栄養面で同じような働きをする食品を6つに分けた「6つの基礎食品群」などいろいろありますが、そうしたものは面倒で、という方もおられることでしょう。

そこで、誰でも実行しやすいと思うのが「**品数多く・腹八分目・野菜たっぷり**」です。

これは、30年来、私が提唱している食べ方のキーワードなのですが、いつどんなときもこれを意識し、実行していれば大丈夫です。2019年3月の毎日新聞に、「いい水もサプリも飲まず母九〇」（大阪 吉田エミ子）という川柳が載っていましたが、そのお母さんも、多分こうしたことを実行されていたのでは、と勝手に想像しています。

ところで、このキーワードについて少しだけ説明します。

「**品数多く**」は、そうしていれば、栄養のバランスは自然にとれるからです。ひと頃「1日30品目」が流行りましたが、数にこだわらずいろんな種類のものを、ということ。ただし、食べすぎてはいけないので、「**腹八分目**」を入れました。

といって、毎食「**腹八分目**」はつらいですよね。食いしん坊の私にとっては、一番苦手なこと。だから、というわけではありませんが、3日間で調整すればいいことに。お腹いっぱい食べたら次の食事、またその次の食事は腹六分目なり腹四分目にして、3日間の平均が腹八分目になればよし、としました。これなら実行しやすいはずです。体重も3日に1回は測りたい。これは、食べる量を加減することにも役立つので。

次の「**野菜たっぷり**」は、いうまでもなく、野菜不足にならないためです。

厚生労働省が提唱している野菜摂取の目標量は、ご存じのように1人当たり「成人350g／日以上」ですが、2017年の国民健康・栄養調査では1人当たり「成人288・2g／日」で、とくに働き盛りの20代、30代では、100g以上も足りない状態でした。

野菜不足対策としては、例えば、一度お湯を沸かしたらモヤシ、ほうれん草、ブロッコリーなどを次々と同じお湯で茹でて冷蔵庫に入れておけばいい。電子レンジ加熱でもOKです。生野菜は、洗ってサラダスピナー（水切り器）に入れ、同じく冷蔵庫に。こうしておけば、忙しい朝でもすぐに食べられるので助かります。冷凍野菜は、風味は落ちますが保存が利くので便利。野菜ジュースは、飲むならあくまでも補いとして。

いずれにしろこのキーワード「**品数多く・腹八分目・野菜たっぷり**」は、常に意識して実行してください。食事のときは、お題目のように唱えてみることをお勧めします。

私たちに足りない栄養素についても、ちょっと――。

日本人の栄養状態は、毎年実施されている国民健康・栄養調査を見る限りおおむね良好とされていますが、摂取栄養素で足りないのは、カルシウムと食物繊維です。

カルシウムの推奨量は、1人当たり「成人（男性も女性も）650㎎／日」（食事摂取基準より）。それに対して例年の国民健康・栄養調査では、150㎎くらい不足しています。これをカバーするには、毎日カップ1杯（200㎖）の牛乳をプラスすればいい。牛乳のカルシウムは、「カップ1杯（200㎖）227㎎」（『七訂食品成分表』より算出）もあるので。

またカルシウムは、小魚類、大豆製品、緑黄色野菜や海藻などにも多いのでぜひ！「カルシウム不足はサプリで」という風潮も見られますが、カルシウムとて過剰摂取はよくないと、食事摂取基準で上限値が決められているほどです。

食物繊維も、1日摂取目標量「成人男性20g以上。女性18g以上」なのに対し、国民健康・栄養調査の結果では、毎年平均4gくらい不足しています。

「青汁」の広告ではこの数字がよく使われ、「やっぱり青汁を飲まないと」と思うように仕向けていますが、これも普段の食生活で、野菜や豆類、いも類、雑穀、海藻、キノコ、こんにゃくなどを意識して摂ればいいこと。食物繊維は、納豆1パック（約50g）で3g以上。さつまいも中1本（約270g）で6g以上もあります。

カルシウムと食物繊維、それぞれ多く含まれている食材は結構ダブっているのにお気づきでしょう。要は、前記キーワードを守り、普段の食生活をしっかり！と、です。

サプリと普通の食品を比較すると

健康食品（サプリも）についての相談は、私もよく受けますが、つまるところ本当に必要か、普通の食品と比べてどうか、ですよね。

すさまじい広告攻勢の中で冷静に判断するために、具体例で考えてみましょう。

まず、「若々しさを保つ」がウリの『**セサミン**』を名乗るサプリですが、セサミンという成分は、元々ゴマに含まれている抗酸化物質ゴマリグナンの一つ。生体内で抗酸化力を発揮することはわかっていても、ヒトでの有効性についてはまだ研究途上のよう。そのセサミンをゴマから抽出して製品化したのが『**セサミンサプリ**』です。

その『**セサミンサプリ**』に含まれるセサミンは、１日摂取目安量（３粒）当たり「A品は10mg。B品は15mg」。一方、ゴマ中のセサミンを約０・５％として、それらを基に計算すると、「セサミン10mgはゴマ２g（小さじ1杯）に相当。15mgはゴマ３g（小さじ１・５杯）に相当」となります。ただゴマは殻がかたいので消化吸収率などを考慮して、１日にすりゴマ４～６g（小さじ2～３杯）を食べるように、としました。

ただし、これはあくまで計算上のこと。実際には、数値にこだわらずに日常、努めてゴマを食べるようにすればいいと思うのです。

ゴマは、脂質をはじめたんぱく質やミネラル、ビタミンが豊富。しかもおいしいし、香りもいいときています。インゲンなど野菜のゴマ和えや、きんぴら、サラダ、酢のものにかけたり、味噌汁やラーメンにも。またヨーグルトのトッピングにも合いますよね。

ということで、「すりゴマ小さじ2〜3杯」などわけなく摂取できてしまうのでは。気になる値段はA品もB品も1日分が約150円。一方、ゴマ4〜6gは、その1／10といったところ。これでもサプリを買いますか、と問いたいキモチです。

もう一つ、**『DHA&EPAサプリ』**の場合はどうでしょう。

DHAとEPAは、どちらも魚油などに多く含まれる栄養素。α-リノレン酸とともにn-3系脂肪酸（オメガ3脂肪酸）の仲間でヒトの体内では合成できない必須脂肪酸です。これについてのサプリ広告では、「日本人は半数以上が目標量に届いていない」「食事から摂るのは無理」といったコピーが並んでいます。が、本当に足りていないか、というと、決してそうではありません。こんな比較をしてみました。

「日本人の食事摂取基準2015年版」では、「n-3系脂肪酸（DHAやEPA、α-リノレン酸なども含む）」として目安量で提示されており、その数値は「成人男性2・0〜2・1g／日、女性1・6g／日」です。

それに対して2017年の国民健康・栄養調査におけるn-3系脂肪酸の摂取量は、「成人男性2・47g／日、女性2・08g／日」と大きくクリア。もちろん個人差はあるものの、日本人全般、足りているといえます。

食事から摂るのは無理か、については、DHAとEPAの摂取量を私なりに試算してみると、結果は、「魚料理を週に3〜4回食べていれば大丈夫」となりました。

計算方法は、魚料理4種（焼きさんま、しめさば、焼き銀鮭、味付けいわし缶）とそれを1回に食べる量を想定し、『七訂食品成分表 脂肪酸成分表編』より可食部100g当たりのそれぞれのDHAとEPA値をメモし、1回に食べる量に換算。すると、魚料理を週に3〜4回で、1日当たり平均約1・0〜1・3g摂れることに。

なおDHAとEPAの摂取目標量は、専門家にも聞いて、ほぼ「1日1g」としました。『脂肪酸成分表編』はネット検索で出てくるので、興味のある方は計算してみては。「魚料理を週に3〜4回」といっても1週間の食事回数21回のうちの3〜4回なので、よほどの魚嫌いでない限り難なくクリアできると思うのです。

ここに挙げたのはほんの2例ですが、私は、今出回っている健康食品のほとんどは普通の食品で十分まかなえると思っています。それに、だいたいサプリは高くつくし。今回は、本書執筆のために何品か購入したものの（表示が見たくて）、私自身、こうしたものに払うお金があったらその分、おいしいものを食べるほうに、と心底、思ってしまうのです。

以上、普段の食生活について書いてきましたが、常々心配に思うのは、その食生活自体への関心・興味が薄れて、健康食品やサプリでまかなえばいいと考える人が増えてきていること。

しかも容器包装されたものでは表示広告が頼りとあって、その商品が、〝おかしなネーミング〟のヘンな品であっては困るのです。

企業はどうしても目先の利益追求を目的にしがちですが、消費者の信頼を得るというのはどういうことかを考えてほしい。と同時に私たち消費者も、〝情報の取捨選択力〟を身につけた、企業にとってある意味、〝怖い存在〟でいたいと思います。怖い存在とは、「表示は丹念に読む。ネーミングやキャッチコピーを鵜呑みにしない。必要性を考えて買う」人たちのこと。

本書がきっかけとなり、その怖い存在の方が増えてくれたらうれしいし、〝おかしなネーミング〟のヘンな品がなくなれば、と。私は今、それを強く強く願っています。

健康食品・サプリ
そのネーミングに
だまされてますよ

著者　若村育子

2019年6月25日　初版発行

若村育子（わかむら・いくこ）
消費生活アドバイザー。栃木県生まれ。1962年、お茶の水女子大学家政学部食物学科卒業。以来、50年余りにわたって企業と消費者のパイプ役として活躍。新聞、雑誌への原稿執筆、企業の商品開発や情報作りへの協力、消費者啓発に関する講演などをはじめ、生活者の立場からの商品研究・調査も手掛けた。消費生活アドバイザー1期生として、この分野の草分け的存在。ホームエコノミスト集団〝グループL〟も主宰していた。著書に、『そこが知りたい台所の家電製品から洗剤まで』（家政教育社）、『食のモノサシ　選ぶコツ』（晶文社出版）、『55歳からの夫婦の食育』（山海堂）、『Q＆Aでわかる　おとなの食育新常識100』（主婦の友社）、『こんな「健康食品」はいらない！』（大和書房）など。

発行者　佐藤俊彦
発行所　株式会社ワニ・プラス
〒150-8482
東京都渋谷区恵比寿4-4-9　えびす大黒ビル7F
電話　03-5449-2171（編集）

発売元　株式会社ワニブックス
〒150-8482
東京都渋谷区恵比寿4-4-9　えびす大黒ビル
電話　03-5449-2711（代表）

装丁　橘田浩志（アティック）
柏原宗績

DTP　平林弘子

印刷・製本所　大日本印刷株式会社

ISBN 978-4-8470-6153-0
ワニブックスHP　https://www.wani.co.jp